OHSAMA BUNKO

「ぐるぐる考えすぎ」から抜け出す心のストレッチ法

野村総一郎

三笠書房

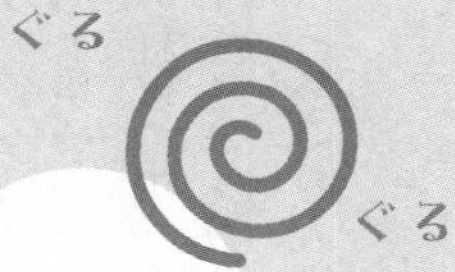

つい、考えを
こじらせちゃうことって
ありますよね……

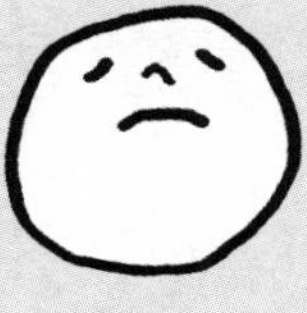

◇はじめに――人の悩みはさまざま。でも「悩み方」にはパターンがあります

私が精神科医として、人々の心の悩みとつきあって四十五年。

いや、実にさまざまな人、さまざまな悩みの解決に奮闘してきた。自分でもよくやってるなー、と思わないでもない。もちろん成功ばかりではないが、歳月の重みは確かにあると自負している。

多くの経験の中から感じることも多い。毎日会う、目の前の患者を治療することも大切には違いないが、悩み相談の経験からノウハウや解決法のパターンを抽出《ちゅうしゅつ》できれば、もっと多くの人に役立てることができないか。そんな思いからこの本を書くことにした。

ここでもっぱら取り上げるのは**「ぐるぐる思考」**である。と言っても聞いたことがない言葉だろう。それも当たり前、私が作った言葉だからだ。まず、このぐるぐる思考とは何なのか、それから説明してみよう。

私が日常の臨床で感じるのは、**人々の悩みはさまざまだが、一定のパターンがある**ということだ。次々と新しい悩みに襲われるなどということは案外少ない。だいたい、同じような問題にいつも悩んでいて、その輪の中から抜け出せずにいるのだ。つまり同じところをぐるぐる、ぐるぐるいつまでも回り続けて、「悩み多い」人生を送っている。

要は「悩みは多い」のではない。ぐるぐる同じところを回っているのが問題なのである。このような悩みの輪を作る物事の考え方を、ぐるぐる思考と名づけることにする。

人生の悩みの解決ポイントは、このぐるぐる思考からの脱出にあると言ってもよいくらい、これは本質的な問題である。

私の試算では、外来で悩み相談に来られる方の約半数がこの状態にある。そのくらい、一般的な現象でもあるわけだ。

人々はなぜ、ぐるぐる思考に陥《おちい》るのか？

少し遠くから冷静に眺めてみると、ぐるぐる思考はナンセンスで、時には滑稽《こっけい》にすら思えることがある。同じところを堂々巡りして悩んでいるなんて、ちょっと抜け出せばいいじゃないか、そんなこと簡単じゃないか。そのように思えてしまう。

しかし当事者にとっては、そんなに簡単なことではない。つまり、**ぐるぐる思考に陥るには理由があるの**だ。

また、一言でぐるぐる思考と言っても、いくつかの違ったタイプがあるので、それぞれの成り立ちを考えてみる必要があるし、これらのことを考えたうえで、やはり最終的にはぐるぐる思考から抜け出す方法を提案せねばならない。

この本では、以上のようなことを具体的に述べることにした。

各章の最後には、**「心のストレッチ」と題して、視点や考え方を変えるためのヒントのページ**を設けてある。

もしあなたが、解決の難しい問題を抱えて身動きがとれなくなっているとしたら、本書を読み、これらのヒントのページで自分自身の心の中を問い直し、問題解決の糸口を見つけてほしい。

ぐるぐる思考は、誰もが陥る悩みのパターンだ。本書を解決のヒントとして読んでいただければ幸いである。

野村総一郎

もくじ

1章　どうして「あのこと」が気になってしまう？
――ぐるぐると同じことが頭を離れない時

2章

タイプ1 葛藤型
「心の迷路」にはまってしまったら
――「休みたいのに、休めない」と思ってしまう時

3章

タイプ2 過去こだわり型

なぜ「過ぎたこと」が忘れられないのか
——未来に向かって歩きだせない時

4章

タイプ3 レッテル型

「先入観」から逃れられないのはなぜ？

――「合理的な説明」が耳に入らなくなる時

5章

タイプ4 強迫型

なぜか「あのこと」が頭から離れない

——何かに強迫的にとりつかれてしまう時

6章

気分をズブズブと沈み込ませないために

――「心のエネルギー」が消耗しやすくなる時

本文イラストレーション――高橋ポルチーナ

1章

どうして「あのこと」が気になってしまう？

――ぐるぐると同じことが頭を離れない時

「ぐるぐる思考」とは何か？

私は広島で生まれ、高校の時に東京に出てきたので、大阪はいつも通過してしまう町だった。当然、地理にもうとい。だから、学会に行った帰りなどに梅田の地下街を歩いたりすると、本当に戸惑《とまど》ってしまう。

数年前にやはりさまよって、書店に立ち寄った時のことだ。帰りの新幹線で読もうと雑誌を買って、新大阪駅に戻る途中でふと横を見ると〝立ち飲み屋〟があった。地下街に立ち飲み屋があるとは、なんとおもしろいんだと思ったのだが、発車時間が迫っていたので、そのまま駅に戻った。

私は特別に酒好きでもないから、大阪でどうしても飲みたいというわけではない。だが、その店は本当に存在したのか、幻《まぼろし》ではなかったか？　と気になるので、もう一度確かめてみたいと思い続けていた。

そこで、機会があると、その地下街を歩いてみる。すると、あの時雑誌を買った書店にはたどり着くことができるのだが、そこから駅方向に何度歩いてみても、あの不思議な店は見つからない。

書店や喫茶店の場所を尋ねるのならまだしも、「立ち飲み屋はどこですか？」と通りすがりの人に聞くのも気がひける。

それに立ち飲み屋の場所をはっきり覚えている人も、そんなに多くはないだろうし。結果、ぐるぐると同じところを歩いているうちに重い荷物が肩に食い込んできて、なんだか心細いような気持ちになってくる。

新幹線に乗る前のちょっとした時間に、大阪を楽しんでやれと思って歩き始めたのに、逆に少々悲しい気持ちになってしまうとは、と思うと今度は腹が立ってきたりして。

慣れない町でこんな経験をしたことは、誰でもあることだろう。こんな時に、問題を解決するにはいくつかの方法がある。このケースで言えば、次のようなところだろうか。

◇案内図を見る。もう何度か見ているのだが、あらためて指差し確認しながら、立ち飲み屋ふうの名前を探してみる。

◇記憶を疑う。書店から戻る途中で見たというのは、間違いではないか？　そう考えて、もう一度案内図を見てみる。

◇外に出る。お店が地下にあったことだけは確かだが、何かヒントがあるかもしれない。

◇人に聞く。中高年のサラリーマンか、お店の人など三人くらいに聞けばわかるはずだ。

◇あきらめる。あの店はもうつぶれてしまったんだ、そうに違いないと自分に言い聞かせる。

他にも、皆さんなりの解決の方法があることと思う。ここで言いたいのは、どの方法が良いか、ということではない。

当事者でない時には、解決の方法はいろいろと考えつくのに、自分がぐるぐるとさまよっている時は、解決方法がいくつかあることにも気づかず、そうするうちにどんどん状況が悪くなりがちということなのだ。

悩みの「無限ループ」にはまっていませんか

さて、あらためて「ぐるぐる思考」とは何かを定義すると、**「同じことをぐるぐる、ぐるぐる考えて、悩みの輪から抜け出せない状態」**ということになる。

一つの輪を循環《じゅんかん》しているから、終わりはやってこない。その分、悩みは永遠に続く。悩みの「どツボ」にはまった状態と言うことができる。

慣れない町で重い荷物を持って、三十分も同じ場所をぐるぐる歩き回っていたら、誰だってへとへとだ。良い解決方法も浮かばなくなってくる。

心の問題もこれと同じで、ぐるぐる思考に入るとはずみがついて、輪の中を自動的に進み始めてしまう。しかも、同じ輪を回っているうちに、回ること自体が新たな悩みと苦痛になって、だんだん悩みのスピードは加速してくるのだ。つまりブレーキの壊れたループコースターのような感じなのである。

この「自動的に進む」という部分が実にくせものであって、外から第三者がクールに見れば、ぐるぐる思考に入っている人はまるで「独り《ひと》相撲《ずもう》をとっている」「自爆している」ように見えるのもこのためなのだ。

悩みがグーンと「加速」してしまうパターン

さて、困ったことにぐるぐる思考の当事者は、自分がぐるぐると回っていることさえ自覚できないことも多い。この本を手にとっているあなたは、「これは自分のことかもしれないぞ」と思ったのだろうから、状況はまだましである。

でも、今の時点では自分がどんなふうに回っているのか分析することは無理だと思うので、いくつかのパターンを読んでみてほしい。六つの中から、「あっ、これこれ。こんな感じ」というのが見つかるのではないだろうか。

①「営業所の目標をクリアするのが、つらくてつらくてたまらない。休みたいのはやまやまだけれど、そんなことをしたらノルマ達成がもっと難しくなってしまう。疲

れてしまって、簡単な決定事項の判断一つも面倒でやってられないし。こんな状態では目標達成など、ままならない。どうしよう。どうしよう」

②「父の命ずるままに大学に行って、父の会社のあとを継いだけど、おもしろくないなー。自分に向いてないし、生きがいがないよ。自分の人生って何だったんだ。父のお陰で台なしにされて、もう取り返しがつかないんだ」

③「なんでオレはこんなに顔がゴツいんだろう。いくら服装とかを気にしても、もっさりした印象になってしまう。第一印象からして不利だもんなあ。これって、もうどうしようもないんだな」

④「オレは教養がないなー。だから皆にバカにされるんだ。教養がないから、営業に失敗するんだ。おととい財布《さいふ》を落としたのも教養がないからだ」

⑤「毎朝、駅に向かう途中で鍵《かぎ》をかけたかどうか、どうしても気になって引き返す。だんだんひどくなっていて、この一カ月は、三度、四度と引き返すこともある。そんなわけで午前の講義はほとんど出られなくなってしまった。このままでは卒業も危ない。どうしよう。どうしよう」

⑥「この前の日曜日に思い立って、早寝早起きで健康に暮らそうと決めたのになあ。

結局、火曜日の夜にはもうダメだった。あのゲーム、特別おもしろいわけでもないのに、始めると止まらないんだよ。毎日のように朝までやってれば、仕事も進まないはずだよ。ゲーム機ごと捨てようか。でも、できないよな。ホント意志弱いよな、オレ。どうしたらいいんだろう。どうにかならないものかなあ……」

さて、六つのうちどれか、思い当たるパターンがあるだろうか。一つという人もいるだろうし、三つも四つも思い当たる人もいるかもしれない。それぞれの、ぐるぐる回るパターンを分類していくと、次のようなタイプにまとめることができる。

①↓葛藤型〈タイプ1〉

論理的に相反《あいはん》するゆえに、同時に扱うことがもともと無理な二つのことを、一度に解決しようとして悩むタイプ。

②↓過去こだわり型〈タイプ2〉

絶対に取り返せない過去のことに原因を求めて、こだわるタイプ。

③、④↓レッテル型〈タイプ3〉

自分で自分の悩み状態に勝手な名前をつけて、それにふり回されたり、その中に安住してしまうタイプ。

⑤、⑥↓強迫型〈タイプ4〉

バカバカしいと自分でも思いつつ、ある行動や思いから容易に抜け出せず、やっと脱出したかと思うと、また次の輪にはまるタイプ。

ぐるぐる思考の「四つのタイプ」

これらの四つのタイプのぐるぐるから抜け出すには、それぞれ別個のやり方がある。

これは医学的な見地からすれば「治療法」とか「対策」という言い方もできるが、ぐるぐる思考の場合、**「乗り越え方」「脱出の仕方」という表現がぴったり**だと思う。

具体的な方策については次章以降で述べることになるが、簡単にまとめれば、次のようになる。

◆**葛藤型〈タイプ1〉**

考え方の歪《ゆが》みはないか、現実を正しく認識しているかを検討してみる。地下街をまっすぐ歩いているつもりでも、道がそもそも曲がっていたら、どんどんそれていってしまう。しかも自分で気づかない。「この道を歩いてまっすぐ先へ進もうとすること自体に無理があるのでは？」と考え直してみる。

◆**過去こだわり型〈タイプ2〉**

考え方の傾向にかたよりがないか検討してみる。地下街を歩く時にサングラスをしていたら、世界の見え方が変わってしまう。そんなことが起きていないだろうか？

◆**レッテル型〈タイプ3〉**

解決に結びつかないレッテルを自分に貼《は》っていても仕方ない。レッテルを役に立つ言葉に置き換え、何が本当の原因なのかをつき止める必要がある。

を勧めたい。

◆**強迫型〈タイプ4〉**

わかっているのに、やめられない。このタイプには、実際の行動で治していくことを勧めたい。

本書でくわしく述べていくのは、これらのタイプ別の**「脱出の仕方」**ということになるが、読者にとっては、どのタイプの対策もおそらく役立つはずだ。いくつかのタイプが思い当たる人はもちろんのこと、一つだけの人も。

人間はいろいろな考え方をする。自分がAと思うことに関して、Bと考える人もいる。他人のことをひどく気にする人もいれば、自分のことしか考えない人もいる。そして、それぞれが問題を抱えている。

自分とまったく違う形で悩んでいる人がたくさんいる――本書を通してそういう発見ができれば、そこからも「ぐるぐる思考」を抜け出すきっかけが見えてくるはずだ。

また、精神科医である私が執筆する以上、**診察室でどんな話をするか**という記述がどうしても多くなる。読者の皆さんが読む時に、**自分への問いかけの言葉**として読んでいただければと思う。

さて、四つのタイプをまとめると次ページの表①のようになる。それぞれのタイプの「図」について少し解説しておこう。

これは、それぞれのタイプのぐるぐる思考のパターンを図示したものだ。

ここで出ている○や●などは、ある「悩んだ考え方」である。○の中の模様が違うのは、それぞれ違う考えが堂々巡りをしているということ、つまりぐるぐる思考を物語っている。

タイプ1の場合は、単純に同じところを巡っているだけだが、タイプ2では立体的で、過去の一点に帰っていきつつ、ぐるぐる回る。タイプ3は一つの考えを中心にして回っている。タイプ4は一つの輪をひとしきり回ったあとで、次の輪に移る。

このように書いてもピンと来ないに違いないが、2章以降で具体的な事例を読んでいただければ、おわかりになるはずである。

なお、ここからそれぞれのタイプを事例中心に見ていくが、本書全体を通じてプライバシーに配慮し、実際のケースをありのままに出すことはしていない。

表①　ぐるぐる思考の4タイプ

タイプ1	**葛藤型** **ぐるぐる思考** 矛盾することを抱えて 身動きがとれないタイプ	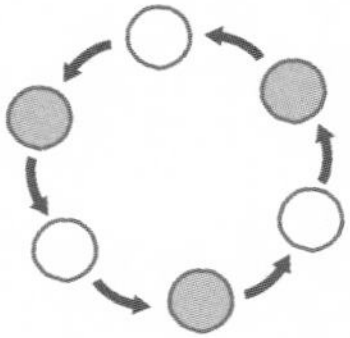
タイプ2	**過去こだわり型** **ぐるぐる思考** 何か問題が起こるたびに 昔の出来事を 原因にしてしまうタイプ	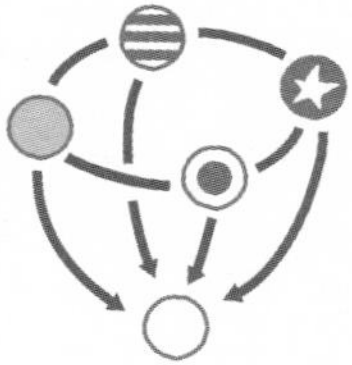
タイプ3	**レッテル型** **ぐるぐる思考** 「自分は○○だ」という 強い思いですべてを 考えようとするタイプ	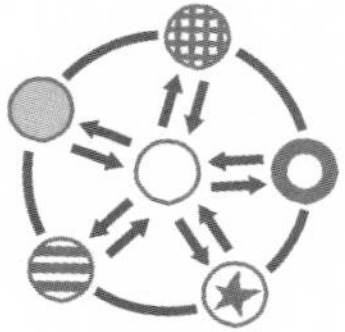
タイプ4	**強迫型** **ぐるぐる思考** 自分でもやめようと 思うこだわりから 抜けられないタイプ	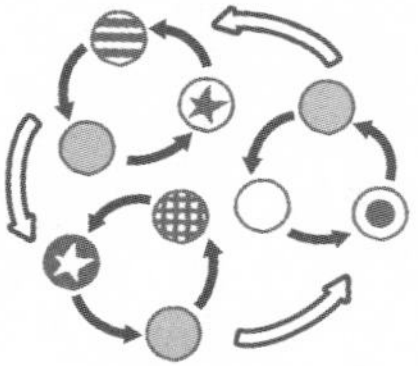

ケースはすべて多くの事例に基《もと》づいて創作したフィクションであり、名前ももちろん仮名である。

しかし、「ぐるぐる思考」はきわめて平凡な現象なので、特定の人物と共通点が生じる可能性はある。あなたの知っている人と似ていると感じられたとしても、それはまったくの偶然であることを知っておいてほしい。

心のストレッチ ① 問題を吐き出そう

今起こっている問題を、できるだけたくさん書き出してみよう。どんなささいなことでもいいので書いてみよう。コピーを数枚取ってから始めてみてもいい。書き入れたら何度か読み返してみよう。

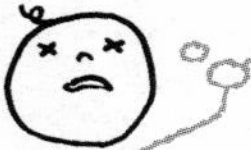

心のストレッチ② 大事な問題

①で書き出した問題をよく読んだ時に、あなたが抱えている問題の中心となっているのは何だろうか？　考えて書いてみよう。

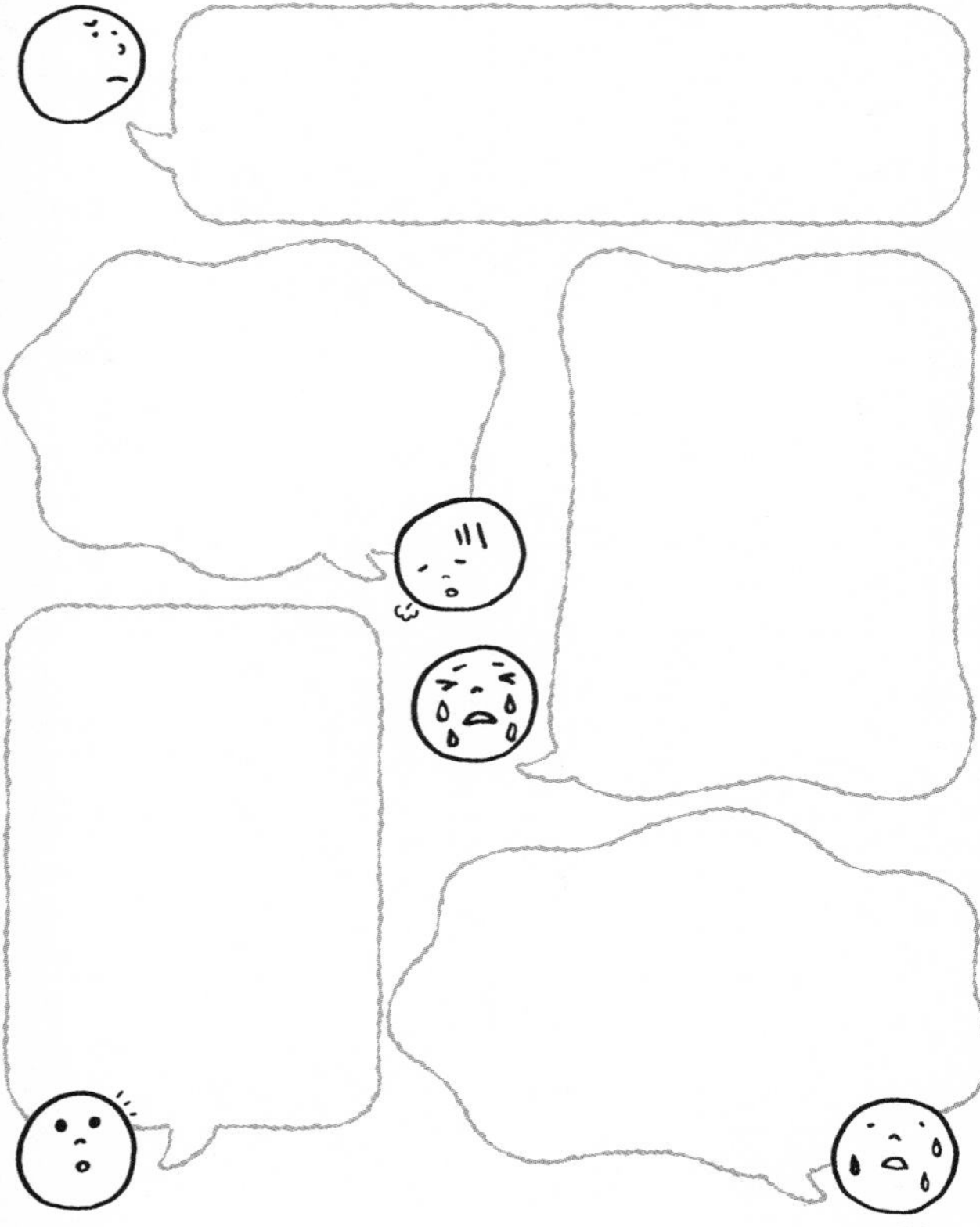

2章

タイプ1 葛藤型

「心の迷路」にはまってしまったら

――「休みたいのに、休めない」と思ってしまう時

誰もが入り得る「心の迷路」があります

葛藤のない人生など、どんな人にとってもあり得ない。

連休明け、会社に行くのがつらいなーと思っても行かないわけにいかないし、どうしてもほしいブランド品はお金がなくて買うことができない。片思いの人と話をするチャンスはなかなか訪れず、ひいきチームのあまりにふがいない負け方に、今度こそ見切りをつけようかと落ち込むこともたびたびだ。

これらはいずれも、他人事としてみれば、簡単に解決がつきそうなものばかりだが、少し複雑になったらどうだろう。

会社に出たって不況で仕事はないし、休めばリストラの対象になる。

ローンで無理してブランド品を買ったけど、大嫌いな○○子が同じ物を持っているのがわかって、死ぬほど嫌で、せっかく買ったのにもう捨てちゃいたい。

片思いの人とやっと合コンのチャンスが訪れたけれど、ちょうどその日が就職面接の日だ。

ひいきのチームの応援にやや深入りしすぎてしまい、チームの関連グッズが自分の店の主力商品になっている。負け続ければ、店の経営もジリ貧だ。

こんなふうに、二つの矛盾した要素が絡んでくると、どう解決したらよいかわからなくなってしまう。

これがさらに込み入ってしまったのが、ぐるぐる思考の原型ともいうべき、**〈タイプ1〉葛藤型**ぐるぐる思考だ。

では、事例を見てみることにしよう。

「手堅くまじめな人」が陥りやすい苦悩

《近藤九郎さんの場合》

近藤九郎さん（仮名）は四十八歳。国立大学を卒業し、とある中央官庁に勤めるキャリア官僚である。若い時は地方回りも経験したが、ここ十年は本庁の政策畑で仕事をし続けている、まずはエリートと言ってよい人であろう。

庁内では手堅い仕事人というイメージでとらえられていて、役人人生の王道を歩み続けてきたことになるだろうが、逆に言えば**いつも困難の多い仕事を担当させられてきた苦労人**と言うこともできる。

この近藤さんが現在の部署への辞令をもらったのは一年前のこと。それはマスコミをにぎわしたある重大スキャンダルの処理を担当する課であった。そのスキャンダルというのは、近藤さんの属する省庁全体を巻き込んだもので、行政訴訟《そしょう》が起こり、担当大臣も辞職に追い込まれた大変な案件であった。誰かがこれを担当して乗り切らねばならないのだが、政府、国民の双方から叩かれ、しかも短時間の処理を要求されるつらい仕事であることは明らかだった。

このような時に近藤さんがタイミング良く（？）この課に配属されたのは、その穏《おだ》やかな人柄、有能な実務人としての力量、それにイメージと無関係ではなかったであろう。近藤さんも「今度は苦労するな」と直感的に思ったし、その一方で「この仕事は自分にしかできない！」と心中密《ひそ》かに期するものがあったのである。

押し寄せる仕事、迫られる判断

しかし実際に仕事についてみると、それは想像以上に大変な仕事であった。まず夜も十一時以前に仕事が終わることはめったにない。案件が山積し、しかも次々に新しいのが押し寄せるのだ。

仕事をためない、来た案件はその場ですぐ処理というのがモットーだった近藤さんは、最初こそそのペースで奮闘したが、とてもその日のうちに処理できるレベルの量ではない。帰宅して就寝するのは毎日午前二時近く。朝は六時には起きねばならない。それに大変なのは、物理的な仕事量の多さだけではない。難しい判断ばかりを迫られる。事務的に淡々と処理すれば終わるなどというものではまったくない。

何日もかかりきりになったとしても、事態が変わって数日後にはその件がキャンセルされたり……。

仕事の不安定さもさることながら、近藤さんの神経に一番響いたのは、行政訴訟団や「市民団体」との折衝《せっしょう》であった。相手はまるで「官僚は諸悪の根源」と決めつけるような態度で、いきなり喧嘩腰《けんかごし》でかかってくる。

最前線で折衝に当たる近藤さんは「官僚の代表はお前だ」とばかりに罵詈雑言《ばりぞうごん》を浴びせられるが、「自分がやった不始末ではないのに」という気持ちが心の奥底にある。だが、その思いは、無理にでも押し込めておかなければ「話し合い」はこじれてしまうのだ。

このような日々が続いたが、十カ月を経《へ》た頃から案件の処理はしだいに進み、事態は沈静化《ちんせい》していった。近藤さんの担当課の努力もあって、国会に新たな関係法案が提出され、マスコミの扱いも好意的になってきた。市民団体も成果を手にして、攻撃の手をゆるめてきたようである。新しい大臣からもねぎらいの言葉があった。課の中にもほっとした雰囲気が漂《ただよ》い始めた。近藤さんも当然ながら、穏やかな日が取り戻せて、事態を乗り切れた満足感を得られるはずであった。

焦るばかりで「やるべきこと」に手がつかない

ところが少し様子が違う。不思議なことに、近藤さんは目に見えて元気をなくしてきたのだ。大変だった時期には、もちろん見るからに疲労した感じではあったが、かなり無理してでもとにかくがんばるという覇気《はき》が感じられた。しかし今は違う。机に呆然《ぼうぜん》と座っていることが多いのだ。

当然、目の前に書類がたまる。峠は越えたとは言え、まだまだ残務処理の仕事は多いのに、近藤さんはたまっていく書類をただ眺めているだけで、心ここにあらず、といった感じに見える。部下がそれとなく、どこか体調が悪いのかと聞いても、「いや、大丈夫」と力なく答えるだけ。

ある日、近藤さんは無断欠勤をした。これは長い役人人生で初めてのことで、課内の皆から見ても異常な事態と思えた。いや、正確には無断欠勤ではなかった。昼近くになって近藤さんの奥さんから電話があった。「ひどく疲れているようなので、休ませてほしい」ということである。

電話に出た部下がどんな様子なのかを聞くと、奥さんは「主人はここ数日とてもつらそうなんです。夜も眠れないみたいだし、朝もなかなか布団から出て来なくて……。口数もひどく少なくて……何か考え込んでいるみたいなんですが、それが何なのか、わからないんです。とにかく、つらそうなので、二、三日休ませてください」と言う。

このことは上司の局長に直《ただ》ちに報告され、局長も一も二もなく「近藤君もしばらく大変だったからな。ゆっくり休みなさい」と許可を出してくれた。

だが皆がもっと驚いたのは、その日の夕方近くになってのことであった。近藤さんが幽霊のようにげっそりした青い顔をして、職場にふらふらと現われたのだ。

唖然《あぜん》とした部下が「課長！　休んでおられればよいのですよ！」と思わず叫ぶように言うと、近藤さんは「いやいや。迷惑をかけたね。仕事がたまっているのでね」と、とにかく机についた。

しかし近藤さんが仕事をする様子はない。いや、とても仕事ができる状態ではなかった。書類の山に目はやるが、集中できないようで、すぐに立ち上がって窓の側に行き、うろうろ歩いてまた机に戻る。これを繰り返すばかりである。

その日は部下の一人が何とか自宅まで近藤さんを送っていき、しばらく休暇を取ってゆっくり休むことを強く勧めたが、奥さんは「今日、私もそう言って聞かせたんですが、この人は言い出したら聞かないですから……」と、これも憔悴《しょうすい》した感じである。

案の定、近藤さんは翌日も出てきた。

しかし、やることは前日と同じで、書類の山を前にしてただ手をこまねいているだけ。いや、前日よりもっと状態は悪いようにも見えた。つまり、いらいらした感じで、何か落ち着きがない。部下が声をかけるのも憚《はばか》られるほどなのである。

不本意ながら外来受診

このような経過があって、近藤さんは私の外来に現われた。自分から進んでではない。近藤さん自身は「仕事がたまっている大変な時に、そんなところに行く時間はない」と頑固に拒否したが、部下から様子を聞いた奥さんが、半ば強引に連れてきたのである。

このように、本人にすれば不本意な形で私のもとを訪れる人も稀《まれ》ではない。こんな場合には、精神科医としてはいつにも増して慎重な対応が望まれる。つまり、「私はあなたの悩みを理解しようとしている」「その解決法を一緒に探りたい」という姿勢をいっそう鮮明にする必要があるのだ。

しかし近藤さんの態度は、予想に反してそつのないものであった。キャリア官僚にありがちな傲慢《ごうまん》さなどかけらもなく、

「いやいや、お忙しいところお手間をかけます」

「いえ、大したことはないんですよ。確かにこのところ忙しくて、疲れはありますがね」

「だから家内が心配しちゃってですね。この人、心配性だから。ハハハハハッ」

と一応笑っても見せた。

むしろ、おろおろしているのは奥さんの方で、診察室に入る直前まで近藤さんの顔

は別人のように苦しげであったことを述べたうえで、「初対面の人の前ではいつも如才《じょさい》なくふるまうのがこの人の習《なら》い性《しょう》なんです。今も先生に失礼だからと、無理しているんですよ」と言う。

なぜ「心の悩みの専門家」に苦しみを隠そうとするのか

非常に苦しんでいるにもかかわらず、**心の悩みの専門家である精神科医に対して苦しみを隠そうとする**のには、いくつかの理由が考えられる。

一つは、ある種の精神病的なものが背景にある時で、いわゆる**「病識がない」**と言われるケースである。つまり現実世界を著しく歪んで認識しているために、周りのすべての人間的な働きかけに警戒心をもち、精神科医の介入《かいにゅう》に対しても拒絶することになるのだ。

もちろん精神病ならばすべて病識がないというわけではなく、大半はふつうのコミュニケーションがとれるのだが、稀にあるこのようなケースの場合、通常とは異なる困難が生じることになる。

二つ目は、ある種の医療不信が背景にあって、**精神科医に信頼感をもっていない**場合である。そのような思いをもっている人が精神科に来るということ自体が不思議と思われるかもしれないが、周囲の勧めでしぶしぶ受診するようなケースは案外多い。

医療の世界では、自己決定能力がある人であれば、本人の意思を重んじて治療契約を結び、それが成立しなければ医療にはかかわれないと考えるのが最近の傾向だ。つき放すようではあるが、精神科医はどんなことでも解決できるわけではないし、心の悩みの解決に精神医学以外の方法がないというのでもない。また、最初から不信感が強ければ、良好な人間関係が成立しにくいし、そうだとすると治療の成功する確率が低いのも当然だ。

ただ、このような場合でも、精神医学ができること、できないことをきちんと説明することにより、しだいに信頼感が生まれて治療が始まることも多い。

三つ目は、「悩んでいるのは確かだし、相談に乗ると言ってくださるのはうれしいが、この悩みは他人が解決できるようなものではない。だから誰に相談しても無駄である」と考えている場合である。

言い換えれば**「ほっといてほしい」「どうか一人静かにしておいてほしい」**というものである。近藤さんは、典型的なこのタイプだ。

このようなケースについても、先に述べた二番目の場合と同様に、「本人の意思を重んじて静かに一人にさせるべきであって、医療になじまない」、あるいは、「なじませるべきではない」という意見もあるかもしれない。

しかし、一般的に精神科についての情報や知識はまだまだ不足しているため、誤解や決めつけをしている人も多いので、精神科の医療でできることを知ってもらう必要がある。

また一方で「こんなに苦しむのは自分が悪いのだから、当然だ。悪い自分が苦しむのは仕方がない」といった具合に、現在の悩みを罰か何かのようにとらえていて、一種マゾヒスティックな心境になっていることもある。

これらはやはり、解きほぐさねばならない。それには少し時間がかかるが、焦らずゆっくり事を運ぶのも大切だ。

「休むとかえってつらくなる」心理

近藤さんの現状がこのようなレベルにあることを見て取った私は、

「近藤さん。ここで私が何かお役に立てるかどうか、それはよく聴いてみないとわからないんですけど、どうでしょう。感じておられる疲れの在りかはどのあたりなのか。それについて話していただけますか?」

と、穏やかなトーンで語りかけた。

近藤さんも感じるものがあったのか、顔はニコニコしているものの、さっきとは少し違った重い口調で、

「いや、実はもう追いつめられていましてねー。なす術《すべ》はないんですよ。どうしようもないから、疲れも当然ですよ」

と答える。


私はそれを受けて「解決不能なのですか?」と問うと、「ええ、完全に解決不可能

ですね」と近藤さん。しだいに現在感じていることを語り始めた。

「仕事は山ほど押し寄せて来るんです。徹夜したって追いつかない。それでここ一年近く必死でやって来たんですが、夜も寝られないくらいで、疲れがたまって……休みたいんですが……休むとその分だけ、また仕事がたまるんですよ。仕事は毎日必ず来ますから。休むとかえってつらくなるんです。それで休めないんです。それでまた疲れがたまるんですね」

ここで近藤さんの言うことをそのまま図にしてみると、次ページの図①のようになる。つまり、

「仕事が押し寄せる」→「疲れる」→「休みたい」→「休むともっと仕事がたまる」

というところをぐるぐる回っているわけである。

「休みたい」ということと、「休むともっと悪くなる」ということとは、同時に満たすことの不可能な対立概念である。この輪にはまっていれば、事態の解決は論理的にも不可能だ。これは典型的な「葛藤型」のぐるぐる思考である。

図①　近藤さんの葛藤型ぐるぐる思考

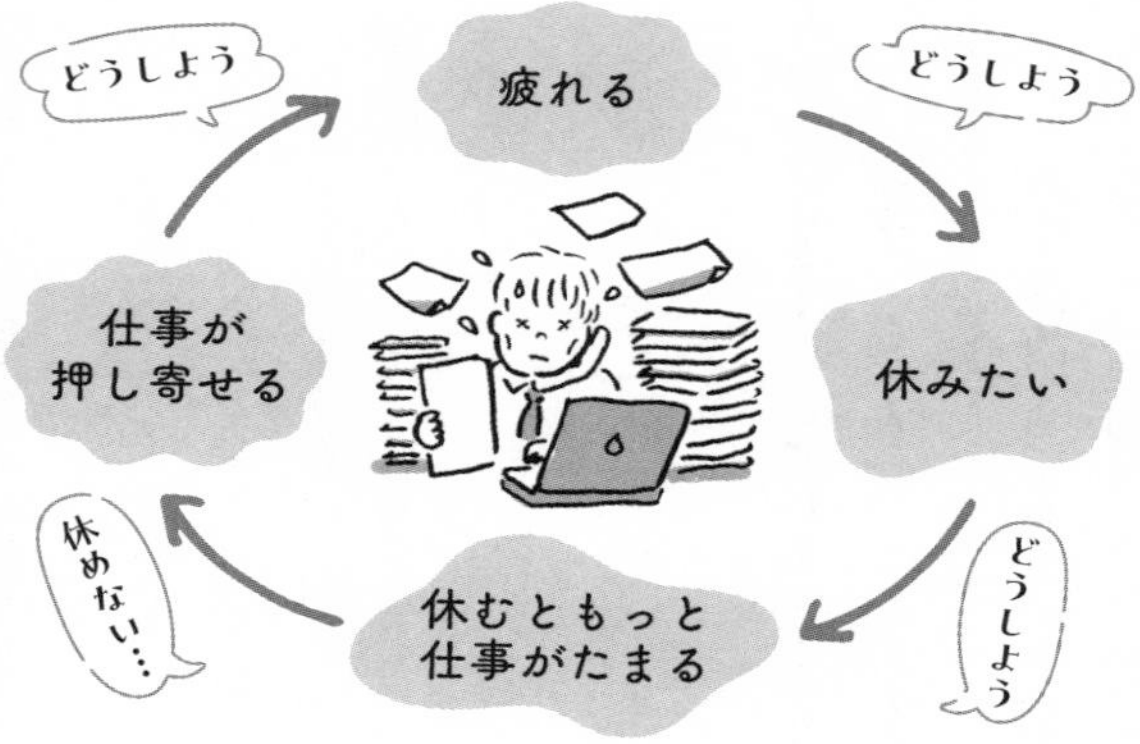

この場合の特徴は、第一にぐるぐる回る**「円環構造」から容易に抜け出せない**ことである。

注意すべきはぐるぐる回るたびに「どうしよう。どうしよう」という焦りの気持ちが強くなって、しだいにその円環構造は下方向に狭まっていき、**スパイラル（らせん）状に行き着くどん底まで行ってしまう**ことがある点だ。

つまり焦燥《しょうそう》感にあおられて、ぐるぐるの考え方がさらに悪い方向に極端化してしまう場合があり得るのである。その行き着く先が最悪の場合、自殺である。

私自身の推察では、いわゆる過労自殺の半分以上にこのような「ぐるぐる思考のスパイラル化現象」が存在すると考えている。

「押し寄せ感」と「追いつめられ感」

もう少し近藤さんの言葉に耳を傾けてみよう。

「仕事量が多いって言いましたけど、一つのことをこなせばよいというのではないのです。案件は一つだけではないんですよ。業界団体への回答がいつも迫っていますし、議員の先生の国会答弁用下原稿だって、いつも急に飛び込んでくるんです。それに議案や回答書を書くにしても、これまでの関連法案にみんな目を通したうえでないと、矛盾が出て、大変なことになりかねないんです。その資料を集める作業がまた大仕事です。だから僕らの場合、学生の試験前の勉強みたいに押している感じがして、いつも急《せ》き立てられているんです」

「これを職場だけで処理できないから、日曜日なんかは家に持ち帰ってやるんですけど、資料の一部を職場に忘れてきて、結局職場に日曜出勤になって、他の事案がたまっていることに気づいて、結局そのまま職場で徹夜するなんてことがしょっちゅうです」

「こんな有様でしたから、家内や子供も最近は呆《あき》れていて……ちょうどうちの子も思春期で一番難しい年齢なんですが、その相談にも乗ってやれないんで、家内からも愚《ぐ》痴《ち》が出るんです。でも、それに答える余裕がないし、家内ももう嫌気がさしてるみたいで、夫婦関係もこのところしっくりいかないですね」

「もう休むに休めないし、どこもかしこも火の手が上がって、押し寄せて来るんです……いっそ仕事を辞めようかとも思いましたが、この不況でしょう。それだと一家路頭に迷うことになって、もうホームレスの道一直線かとまで思いました」

「だから、もう追いつめられた、あとがない、万事休すっていう感じです」

最初のニコニコとはまったく違った、苦痛に満ちた表情で近藤さんは語り続けた。

ここで近藤さんの語ったことの中には、ぐるぐる思考に付《ふ》随《ずい》する現象として典型的な二つの言葉が含まれている。

一つは**「押し寄せ感」**である。これは「事態は一つではない(一つならまだ何とかできる)。あちこちに同時多発的に火の手が上がっている。それがいっせいにこちらに向かって押し寄せて来ている」という感じで、「全部を処理できない!!」との思いから、焦燥感が強まることになる。

もう一つは**「追いつめられ感」**である。これは「押し寄せて来たいろいろな事態に圧倒されて、もうコーナーに追いつめられた。もう逃げ場はない。あとは敵にぼかぼかと叩かれて、なす術もなく、倒れるのみである」という感じで、「逃げ場がない絶望感」につながることになる。

図② ぐるぐるのスパイラル

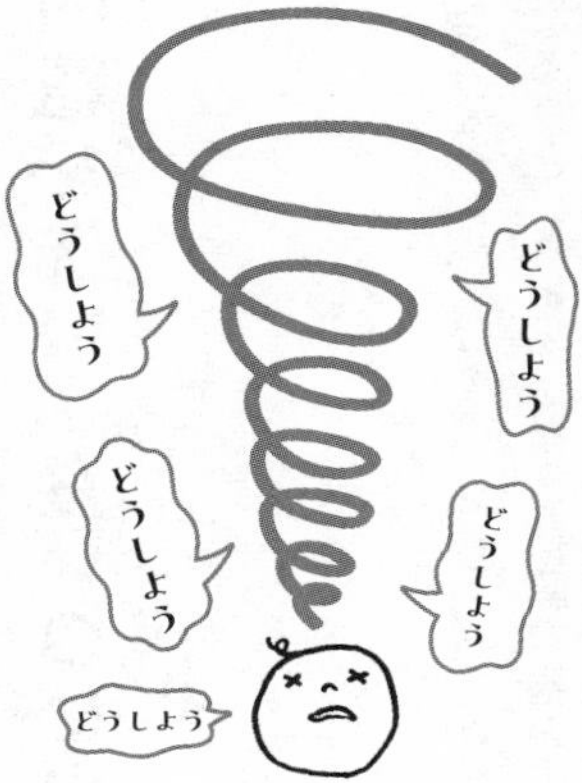
どうしよう
どうしよう
どうしよう
どうしよう
どうしよう

タイプ1の葛藤型ぐるぐる思考にこの「押し寄せ感」と「追いつめられ感」の二つが必ず伴うわけではない。

しかし、もしこれらが見られる場合はやや重症である。

できるだけ早く手を打たないと、「ぐるぐるのスパイラル」（図②）に入る可能性がある。

問題を洗いざらい口に出してみる

近藤さんの陥ったぐるぐる思考は「休みたい」「休むと仕事がたまってもっと休めなくなる」という相矛盾する葛藤の輪の中に入り込んで、脱出できなくなったものである。これは最も多いタイプのぐるぐる思考であり、ある点で**最も自覚的苦しみの大きいもの**でもある。

では、これを解決するにはどうするか。それを近藤さんの治療過程に沿って述べてみることにしよう。

このタイプのぐるぐる思考から抜け出るためには、**輪のどこかから、外に出る**ことに尽きる（図③）。これは言うまでもない当たり前のことであるが、問題はどうやって外に出るかである。

そのためにはまず、近藤さん自身の心の中にある考えからヒントになる情報を集めてみるのが第一歩だ。治療する側からすれば、「さらに患者の言うことに耳をゆっくり傾ける」ということになる。

この場合に、話をしてもらう内容に前提条件はつけない。

「例の案件のことについてのみ話題をしぼりましょう」とか「家庭のことだけ話してください」などとは言わない。

図③ ぐるぐる思考からの脱出

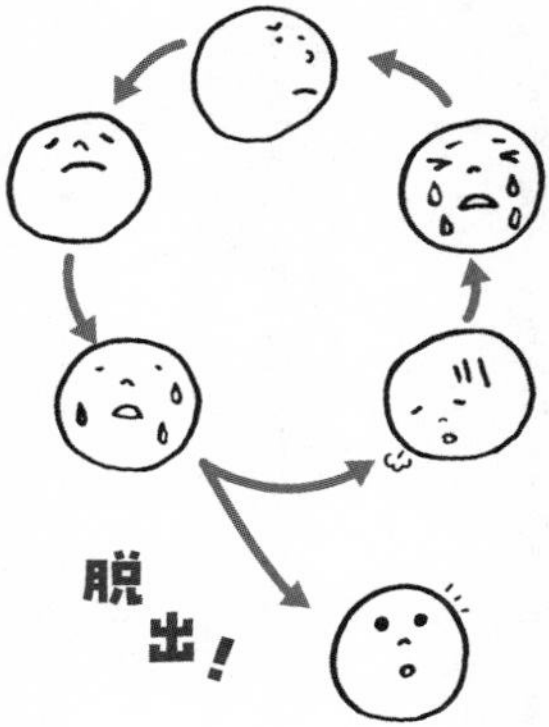

「何でもいいから、思っていることを述べてもらう」のである。

当然、まとまりはなくなるが、しばらくはそれでよい。

ここで狙っていることは「もっと状況をくわしく知りたい」ということであり、「何か解決のプラスになる事実はないのか」「無駄なことで苦しんでいる面はないのか」「助けになる援助者は、はたしてまったくいないのか」

などということを知りたいからだ。少なくともヒントになる情報を知りたいのである。

脱出のヒントは「意外なところ」に隠されている

ここで「何かプラスになる事実を探す」などというと、つい「近藤さん。あなたの口からは悲観的なことばかり聞くんですが、何か一つくらい明るいこととか、良いことがあるはずです。それを話してくださいよ」などと言いたくなるし、ひどい時には「近藤さん。プラス思考でいきましょうよ」などといった、くだらない「アドバイス」(?)をしてしまいたい衝動に駆《か》られる。

しかし、これはまったく意味がない。いや、むしろ害がある。

葛藤型ぐるぐる思考に陥っている人は、ぐるぐる回っているがゆえに、「プラス」という発想が出てこない。それをあえて求めると、ないものねだりになる。

発想が出てこない時にさらに強《し》いると焦りが増したり、悪くすると「現在の状況では良いことなどあるわけがないのに、この人はまったくわかってない」との思いが強まったりして治療の糸が途切れることすらある。

話に前提条件をつけないということは「**何を話してもよい**」ということでもあるし、「**これまで聴いたご苦労の他にも、どんな大変なことがあったのか、もっと知りたい**」といったニュアンスを含んでいる。

それで語られた情報の中にも「**良いこと、明るいこと、ポジティブなこと**」のヒントが含まれているのである。

追いつめられると「事実」が歪んで見えてくる

もちろん、患者の言うことがすべて正確無比であり、事実と齟齬《そご》がないというわけではない。ぐるぐる思考に陥るタイプの人は概してまじめであり、嘘を意図的につく人はいないし、そうする理由もないが、**感情的な状態ゆえに事実をかなり歪んで把握**

していることが多い。

良いことを悪いことと曲解していたり、これから起こることを最悪の可能性のみで考えていたり、もう済んだことを現在も続いているように決めつけていたりする。だがそういった歪んだ認識も含めて、患者自身の口から「事実」とされていることを聞き、それをできるだけ正しく整理して、解決のヒントとするのである。

以下には、これらのステップをさらに具体的に示していくことにするが、**患者から情報を引き出すのは、ぐるぐる思考脱出のためのまず第一歩**と言える。

私の勧めに応じて、近藤さんはさらに語った。

「もちろん仕事量が多いということもあるんですけど、これは官僚として当然のことですし、言い訳にならないんです。あのスキャンダルですから……私も公務員として責任があるわけで、罰を受けても仕方がないんだと思います」

「市民団体の方にもいつも怒鳴られるんですが、私としては言い訳ができないんですよ。これは、お詫《わ》びするしかないんです。もちろん、私としてはつらいことなのですが……」

「それに自分の能力の低さということもありますね。課の皆には迷惑をかけてきたと思っています。もともと、てきぱき仕事をこなす方じゃないし、人の上に立つ器ではないなってことは、これまでだって何度も感じているんです」

「皆に迷惑をかけたくないし、部下の負担を減らそうとしたら、どうしても自分で仕事を背負い込むしかありませんよね。以前に、人に仕事を任せられないのが君の欠点だと上司から言われたことがあるんですけど、部下からの信頼を保つためには結局自分が働くしかないんです」

「もう大変な時期は過ぎたんだから、ゆっくりすればいいと言う人もいるんですが、それはまったく違うんです。確かに書類の数は前よりずっと減りましたが、私としては今回の仕事がものすごくうまくいったとは思っていません。ごまかしたところも正直あったし、そのことを考えるともう一度やり直したいくらいでもあるんです。国会で、そこが指摘されて責任が問われるんじゃないかと考えると、いても立ってもいられなくて。私が責任を取れば済むのならよいんですが、課の皆に迷惑をかける事態になったらどうしたらよいのか……」

「それに備えて準備をしておくべきなんでしょうが……仕事が一区切りついてから、妙に気が抜けたみたいで、エネルギーが出なくって……気持ちだけ焦るんですが……集中力がなくって……これは本当の問題はまだまだ解決してないということを物語っているんです」

「部下には『最悪の時に備えなきゃいけない』って、いつも言ってるんですが、そのことと、今現実に僕がやっていることが違いますから、部下も呆れてるんじゃないかと思うんです……」

「問題点を整理」すると見えてくること

このように現在の問題を脈絡《みゃくらく》なく語るだけで、気分が良くなってくることもある。近藤さんの場合もそのように見えたし、少なくとも近藤さんにとって私の外来が安心できる場となったことは確かであった。

しかし、問題点を出すだけではもちろん不十分だ。次のステップはこれらを**整理することである**。私も近藤さんと一緒に、事態の整理を試みた。

図④　近藤さんの別のぐるぐる思考

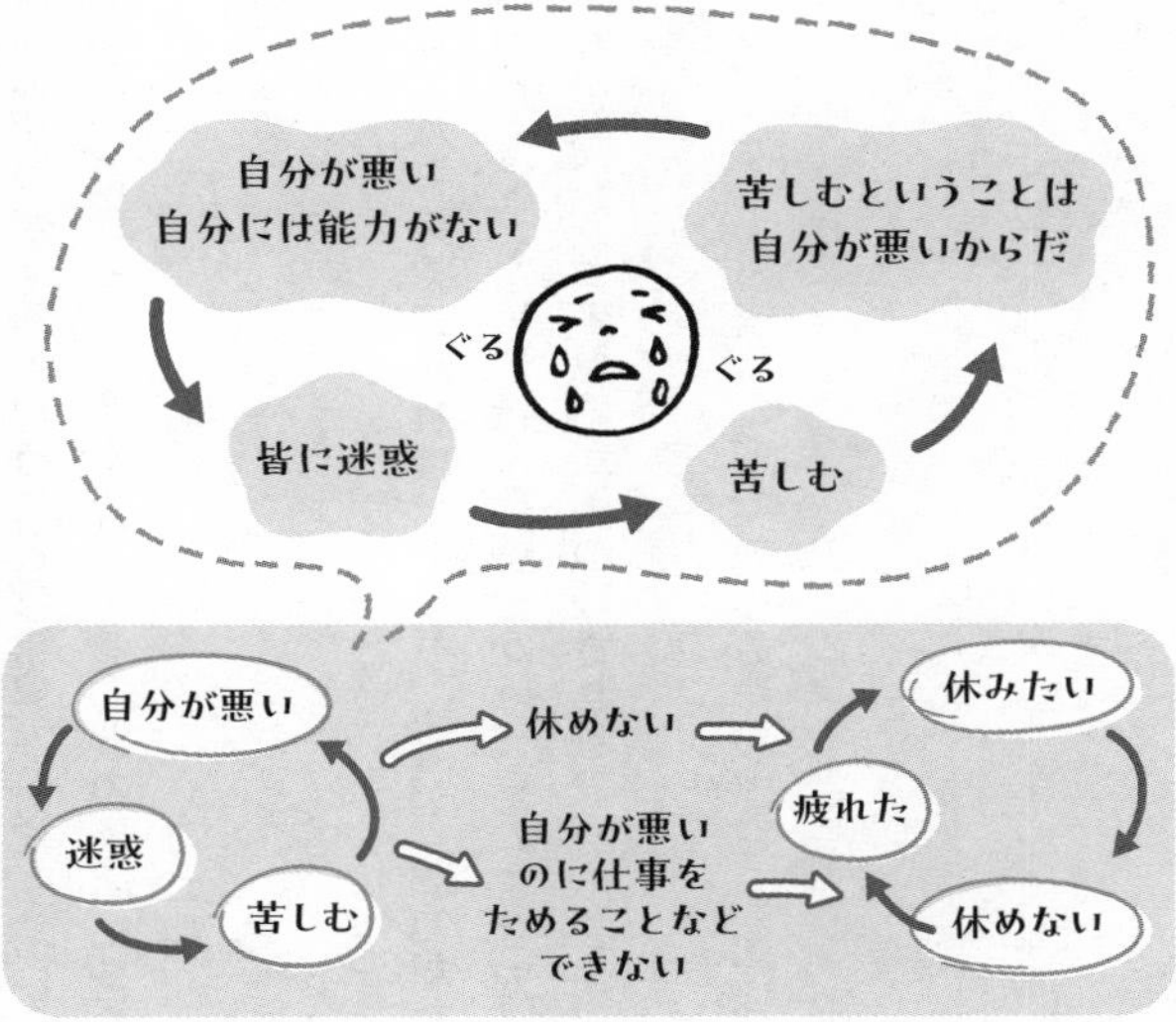

近藤さんの言葉をまとめれば、

①官僚として罰を受けている。
②市民団体には苦しめられているが、お詫びしかない。
③能力もないのに今の地位について、皆に迷惑をかけている。
④自分が努力して乗り切るしかない。
⑤これまでいいかげんにやっていたことのツケがこれから出てきて、さらにピンチになる。

⑥気持ちの焦りがあるということは事態が解決していないことを意味する。
⑦過去に言ったことと、今やっていることの矛盾に苦しむ。

などとなる。

さらにこれらを整理すれば、**「自分が悪い。能力がない」**との自分を責める思いが中心にあり、そのために皆に迷惑をかけ、そのことでまた苦しむ、苦しむことで、また「自分が悪い」との思いが裏づけされる、という図式があることがわかる（61ページ、図④）。

つまり、ここでも違った形でのぐるぐる思考の存在がわかったのである。

「苦境にある」から「苦労する」わけではない

このように近藤さんの苦労を整理してみると、複数のぐるぐる思考が絡んでいて、事態を複雑化させていることが明らかになった。

50ページの図①で示したぐるぐる思考の背景には、61ページの図④のぐるぐる思考があり、**「自分が悪い」ゆえに「休めない」、そして「自分が悪いのに、仕事をためることなどできない」との思いが働いていた**のである。

確かに近藤さんの置かれた状況は苦しいものだったが、その苦しさがぐるぐる思考のために実態以上に増幅《ぞうふく》されている可能性があるのだ。

では、なぜぐるぐる思考は事態を複雑化させ、苦境を増幅させてしまうのか。それ

図⑤　事態＝気分ではない

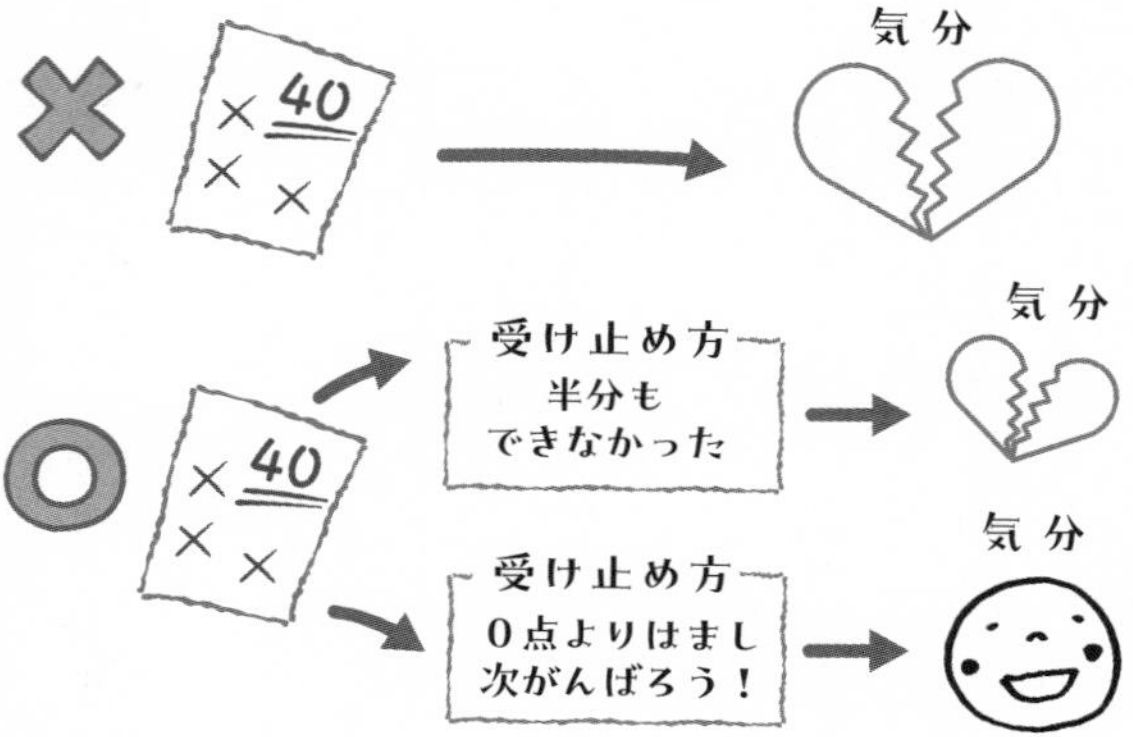

にはまず、**「苦境」と「苦労」の関係**について説明する必要がある。

そもそも人間がある事態を経験した時、そのことをどう考えるか、どう受け止めるかによってその事態に対する気分は変わってくるものだ（図⑤）。

たとえば、夜遅くまで街のネオンサインがにぎやかに灯っているのを見て、「活気があっていいな。日本経済もまだまだやるな」と思えば、気分は明るくなるかもしれない。

しかし、「エネルギーの無駄だ。地球温暖化がひどくなる」と考えれば、気分が悪くなったり、怒りが湧いてくるかもしれない。これはもちろん、どちらが正しいかを言いたいのではなく、考え方によって同じ事態を見ても生じる気分が異なる例としてあげたわけである。

もっと俗っぽい例をあげてみると、巨人ファンは巨人が勝ったのを見れば、「巨人は優勝するかもしれない」と考え、気分が良くなるだろうが、同じ事態を見てもアンチ巨人ファンは、「巨人が優勝したらおもしろくない」と考えて、気分が悪くなるはずだ。

この例からも「事態が問題ではなく、本当は『それをどう考えるか』が問題である」ことがわかると思う。

この事態というのが「苦境」である時も同様である（66ページ、図⑥）。

図⑥の1で苦境を見る（経験する）。2でそれをどう考えるかにより、3で生まれてくる気分が違ってくる。そしてその気分によって4で見えてくる「苦労」の度合いに差が出るのである。

また簡単な例をあげると、志望校の受験に失敗した受験生が「自分には実力がない。

図⑥ 苦境と苦労の関係

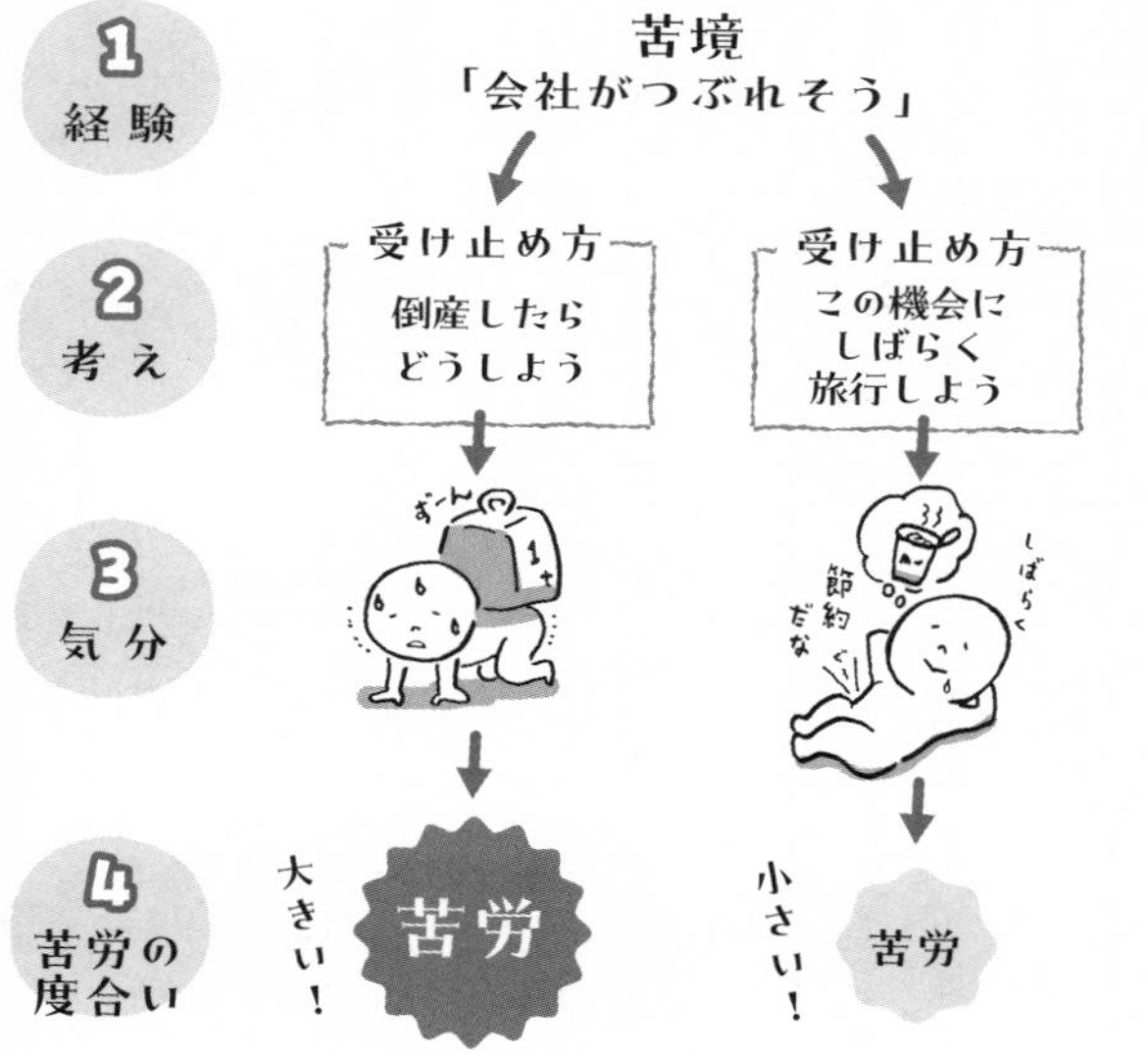

何をやってもダメだ」と考えれば、受験失敗で生じる苦労は大きくなるだろうが、「浪人してまたチャレンジすれば、来年はむしろもっと良い学校に行けるかもしれない」と考えれば、苦労の度合いは多少和らぐかもしれない。

ここで再度強調したいのは、**「どう見るべきか」について正解は存在しない**ことである。ものの見方は個性や立場によって異なるのは当然である。しかし、その事態の見方に歪みがある場合には、気分にも歪みが生じて、苦境を増幅させるのである。

そしてそのことがまた、ぐるぐる思考の出発点となったり、ぐるぐるから抜け出せない理由となったりすることがあるのだ。

ぐるぐる思考脱出のポイントは、このような事態の見方に歪みがないかどうかを点検することにある。

「過剰な一般化」――考えの歪み①

近藤さんの場合について、事態の見方に歪みがないかどうかを点検してみよう。その場合、どこから着手したらよいのか、最初は雲をつかむような話に聞こえるが、やはり整理された問題点の中心から出発すべきなのである。

近藤さんの考えの中枢《ちゅうすう》にあるのは「自分は悪い。ダメである」という認識のように思える。

これに対して「そんなことないですよ。悪くもないし、ダメでもありません」と言うのは簡単だが、この考えはぐるぐる思考の中心に鎮座《ちんざ》しているだけに、簡単な言葉の力だけで、「そうですよね」とあっさり解消してしまうものではない。

また、ぐるぐる思考と関連しているからと言って、それが必ずしも全面的に間違っていたり、決定的に歪んでいたりするとは限らない。ここはまず、結論を急がず虚心《きょしん》坦懐《たんかい》に点検してみることが大事である。

考えを点検するには、**「そのように考える根拠は何か」**を問うことから始めるのがよい。

私は「近藤さんの口からは『自分が悪い、ダメだ』という意味の言葉をよく聞くんですけど、そのように考えるわけは何でしょうか?」と質問してみた。

すると「私は官僚ですから」という言葉がまず出てきた。

私はここに「考えの歪み」を嗅《か》ぎとった。官僚がすべて悪いというのでもないし、近藤さんが官僚の代表というのでもない。官僚の中にも良い官僚と悪い官僚がいるはずである(そして、わが国の官僚の大半は間違いなく「良い」に違いない。これは私が以前、官庁に属していたから言うわけではないけれど……）が、どうして近藤さんが悪い官僚と言えるのか。

そこで、私は再び「確かに近藤さんは官僚であるわけですが、だとするとなぜ近藤さんが悪いことになるのでしょうか？」と聞いてみた。

近藤さんは即座に「官僚は近頃評判が悪いですから」と答えた。

ここで近藤さんの考えていることは、**「私は官僚だ」**↓**「官僚は評判が悪い」**↓**「だから官僚は悪いのだ」**↓**「だから私は悪い」**というものである。

ここには多くの歪みが存在することは言うまでもないが、それを簡単にまとめれば**「過剰に物事を一般化している」**ということになるだろう。

つまり、「悪い官僚はいる」「官僚システムそのものは一部マスコミで叩かれているし、評判が悪い」ことは事実であるが、それだからと言って「官僚というのは悪いものだ」という一般事象になるわけはない。また近藤さんが官僚であることがすぐに悪であるという考えも過剰な一般化である。

実はぐるぐる思考の陰には、このような「過剰な一般化」があることが多いのだ。これを発見した場合、その考えの誤っている点や矛盾点を直接に指摘するよりも、**「そう考える根拠」について繰り返し話し合う**ことの方が有効であるようだ。

近藤さんも私とのやりとりの中で、しだいに「過剰に一般化する考えの歪み」に気づいてきて、やがて「官僚だからといって私が悪いことにはならない」「今、たまたま批判されてはいても、官僚がいつもすべて悪いということにはならない」という思いに至ってきた。

「マイナス化思考」——考えの歪み②

もう一つ、近藤さんの「自分は悪い」という考えの基盤《きばん》にあるのは、「過去にろくなことをしてこなかった」という思いである。しかし、これはにわかには信じられないことであった。

近藤さんのこれまでの経歴をみても、「優秀なキャリア官僚」と言えそうだし、少なくとも人並み以上には成功を収めてきた「挫折《ざせつ》のない人生」のように思えた。それに調子を崩してからの近藤さんの部下や上司の配慮ある対応をみると、仕事人としての人望もあるのではないかと推察された。となると、ここにも「考えの歪み」が存在する可能性があるのではないか？

私にはこれが**「マイナス化思考」**という考えの歪みと関係しているように思えた。生きている限り、良いことも悪いこともある。これに反論する人はいないであろう。しかし悪い面にだけスポットを当てて、良い面を無視するようなら、当然「生きることはつらいことばかり」となる。

良いことをことさらマイナスに考えてしまうという意味で、これを「マイナス化思考」と呼ぶ。なぜ、ことさらにこのような考え方をするのか不思議に思えるが、ぐるぐる思考に陥る人は、このような考えをする人が多いのだ。いわゆる**「苦労性」**という性格も、この考え方と関係が深い。

少し例をあげてみよう。

典型的なのが、立派な家を新築して引っ越した人が「ものすごくお金を使ってしまった」「よく考えてみると、もとの家も良かった」「良い家を捨ててしまった」「今度の家も理想的ではない」「なぜ新築などしたのだろう」などと後悔し、ゆううつになってしまう場合である。

現実に私のところに相談に来られる人で、このような新築・引っ越しのあとのノイローゼ状態はかなり多いという実感がある。この場合は、新居の快適さ、長年の夢の実現など、良い面を無視して、新居のネガティブな面、問題点だけに目がいっているわけである。

また、功績をあげたので上司から「よくやったな!」とお褒《ほ》めの言葉をいただいても、「本当は自分を哀れんで、無理して褒めてくれているんだ」といったふうに、あえて良いことを否定して、悪いことと置き換えて考えてしまう人もいる。

このような考えは一種のクセのようなものであって、なぜそのような発想法をするのか、論理的な説明はしにくい。

だが、さらに困ったことに、このようなクセをもっている人は、実際に悪いことが起きると、「やはりそうだ。やはりダメなんだ」と完全にパニックになってしまうことが多い点である。

つまり、「良いことに鈍感」で「悪いことへの耐性も弱い」という二重の問題をもっているのである。

このようなパターンがあなたにあるとしたら、やはり早くそれに気づいて治す必要がある。

近藤さんも、まさにこのクセをもっていた。近藤さんのこれまで手がけたプロジェクトは数多い。それらは地味なものではあったが、官庁の中では「手堅い仕事師」としての近藤さんの評価は定着していた。それにけっして独断専行型ではなく、上司を立て、部下を思いやる人柄を慕《した》う人も多い。近藤さんはそのことをもう少し自覚して、自分をもっと評価してもよいはずである。

しかし、近藤さんはどうも自分のこれらの利点に無頓着《むとんちゃく》であった。それに加えて、たまたま起こった失敗をひどく気にしてかかる傾向があった。まるで「自分の欠点や悪い事態をいつも捜し求めている」ようにすら思えたし、そのことが近藤さんの穏やかで、一見したところ愛想の良い人柄にどこか重苦しい雰囲気を加味することにもなっていた。

このような「マイナス化思考グセ」を治すには、それを言葉で指摘しただけでは不十分である。私は近藤さんのこれまでの官僚人生をゆっくりと語ってもらうことから、この問題へのアプローチを始めた。

そこで明らかになったのは、地道ではあっても近藤さんの人生には多くの成功体験があること、失敗体験はあったとしても、本質とかかわらない、ささいなものであることなどであった。語っていくうちに、近藤さんもさすがに自分の考えの歪みに気づいてきた。

もちろん気づいたからといって、このクセは容易に修正できるものではない。今後も日常生活の中で姿を現わすことになる。修正のヒントについては後にまとめて述べることにしよう。

「気分と事態の混同」——考えの歪み③

近藤さんの考えの中で、もう一つ取り上げる必要があるのは52～53ページで触れた「押し寄せ感」「追いつめられ感」だ。

前にも述べたように、これは「あちこちでいろいろな問題が同時に起こってきて、なす術がない。追いつめられた」という考えである。

この考えの結果、いらいら、焦燥感が増すので、自殺の大きな原因となるという意味で危険な兆候でもある。ぐるぐる思考のスパイラル化（らせん状に気分が落ち込んでしまう現象）をもたらすことも前に述べた。

このような考えがなぜ起こるのか。再び、近藤さんに「その考えの根拠」を聞いてみることにした。

私　近藤さんの感じておられる問題をこれまで聞いてきたんですが、状況はどちらかというと一区切りついたように思えます。それでも、いろいろな問題がたくさん起こってきて、追いつめられたように感じておられる。非常に良くない事態に陥っていると思っておられる。その根拠は何なのでしょうか？

近藤さん　私に責任があるのです。私がダメだからです。

私　ダメだからそのように感じてしまうということですか？　つまり、事実はそれほどでもないのに、そう感じてしまうということなのでしょうか？

近藤さん　いえ、すべて事実です。

私　事実だという根拠を、もう一度考えてみましょう。

近藤さん　そうですね。何よりの証拠は、私がゆううつであるということですね。こんなにゆううつであるということは、事態がすごく良くないことを物語っているんじゃないですか？

私　気分が落ち込んでいることは、事態が良くないことの証拠なんですか？

近藤さん　そうでもなければ、こんなに気分が落ち込むはずがありません。

ここでは**「気分」と「事態」とが混同されている**ように思える。

本来なら気分は気分であって、事態とイコールではないのだが、そこが混乱している。

私は、この混乱こそが「押し寄せ感」や、「追いつめられ感」の原因となっていると考えている。なぜなら、人間は誰でも数多くの事態に接しつつ生きているわけだが、**落ち込んだ気分というフィルターを通して考えると、多くの事態のすべてが最悪のように思えてくる**のである。

図⑦　事態と気分の関係

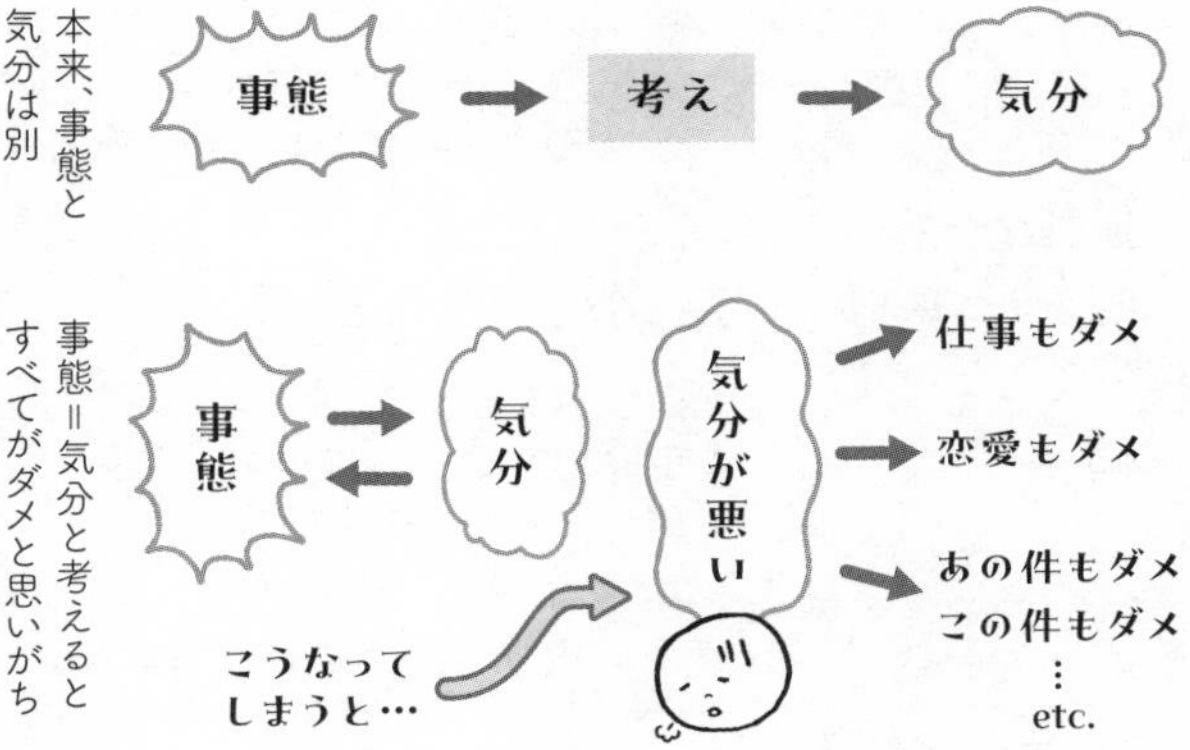

本来、事態と気分は別

事態＝気分と考えるとすべてがダメと思いがち

なぜこのような混乱が生じるのか。その背景を図⑦で説明する。

本当は図⑦の上段で示すように、事態が直接気分を決めるのではなく、その事態をどう考えるかによって気分は変わってくる。

だが、下段のように**「事態」と「気分」が直結していると考える論理**の帰結として、「気分が悪ければ、事態も悪い」（気分＝事態）と考えるようになるわけである。

これを正すには、言うまでもなく、図⑦の上段のように、**「事態」と「気分」の間に存在する「考え」**の存在をしっか

表② 代表的な歪みのパターン

▼この章で紹介した歪みのパターン

過剰な一般化 ある特定の出来事を、常にすべてにわたって同じと考える	・「私は官僚だ」→「官僚は評判が悪い」→「だから私は悪い」 ・上司に叱られたため「自分の人生はいつも失敗ばかりだ」と考えてしまう。 ・客に冷たく断られたセールスマンが「次の客も、その次の客も断られるに違いない」と考え、仕事が嫌になってしまう。
マイナス化思考 ネガティブなことばかり考えたり、注目したりする。良いことを評価しない	・周囲からは「手堅い仕事師」と評価されているのに「過去にろくなことをしてこなかった」と考える。 ・皆が褒めてくれたが、もちろんお世辞にすぎない。 ・同窓会に出ると、嫌いだった同級生に嫌味を言われるのではないかと考えて欠席する（実際には楽しい会かもしれない）。
気分と事態の混同 良くない気分でいるからには、事態は良くないのだと実態を調べずに決めつける	・これほど追いつめられているということは、事態が良くないということだ。 ・自分は間違いなく人から嫌われている。本人がそう感じるのだから間違いない。 ・こんなにゆううつなのだから、これから先も生きる価値がない。

▼この章では紹介していないが同じようによく見られるパターン

自己関連づけ ある出来事を、自分に原因がある、自分にも起こり得ると考えてしまう	・子供の受験の失敗は、すべて自分に責任があると考えてしまう（もちろん現実的には、一番の原因は子供自身）。 ・大きな事故のニュースを聞いて「自分にも同じ運命がふりかかる」と考える。
全か無か思考＊ 100％完璧でなければ、0に等しいとする考え方	・会議で「自分の提案は全員の心からの賛同が得られねばならない」と考え、一人だけ反対者がいたことにショックを受ける。 ・自分に対する評価が「人に愛され何でもできる」という高いものと、「何をやってもダメな最低の人間だ」という低いものの両極端にふれる。
レッテル貼り＊＊ 自分に何か名前をつけて、それでゆううつになったり、不安になったりする	・自分は「無教養」だから、何をやってもダメだ。 ・自分は「気が小さすぎて」とてもうまくやっていけない。 ・自分は自律神経失調症だ。

＊3章でも触れている。　＊＊4章でも触れている。

り理解してもらうことが手始めとなる。

これが理解できれば、悪いとされる事態をどう考えているのかを一つひとつ検討できるようになる。

もちろん、「検討の結果、すべてが大したことではないとわかった」となるとは限らない。いくつかは実際に厳しい事態であることが明らかになるかもしれない。

しかし、個々に問題点を検討することにより、真実は追いつめられているレベルではないことがわかる場合が多いものである。78～79ページの表②に、近藤さんの例で紹介した歪みのパターン、その他、私の外来でもよく見られる歪みのパターンをあげておいた。

考えを「書いて整理する」解決法

以上、近藤さんの「過剰な一般化」「マイナス化思考」「事態と気分の混同」などの考えの歪みを見てきた。

そして、どう解決してきたかについても多少触れたが、ここでそれらの整理も兼ねて、**考えを「書いて整理する」解決法**について述べてみる。

再三述べるように、考えの歪みを正すには「あなたの考えは歪んでいる」と指摘するだけではほとんど効果がない。指摘することにより言葉として理解してもらえたとしても、歪みは心の構造の中にがっちりと根づいているからである。

そこで、多少「訓練する」という感覚が必要となる。

といっても、特別の時間をとって努力するなどということではない。日常生活の中で正していくのである。

私はそのための方法として、負担にならない範囲でノートか、紙の切れ端《はし》、あるいはパソコンなど何でもよいが、自分の考えを書いてみることを勧めている。

書くことは頭を整理するうえで役立つし、あとで記録が残って検討しやすくなるという利点もある。

近藤さんにも問題点を表にまとめてもらった（83ページ、表③）。

ただ問題点をあげるだけではなく、そこに考えの歪みはないのか、あるとしたらどのようなタイプの歪みなのか、歪みのない考えとしてどのようなものがあり得るのか、などを整理してもらったのである。

これは直接的に事態の解決法を示すものではないが、このように整理することによって解決法が浮かんでくることも稀ではない。そして、たとえぐるぐる思考から抜け出しても、再び陥らないために、悩みが出てくるたびにこのような表を書いて検討してみることも良い方法だと思う。

心に「柔軟性」を取り戻すには

以上のまとめの意味も含めて、この章の最後に近藤さんのぐるぐる思考、「休みたいが、休めない」という葛藤（50ページ、図①）がどのように解決されたかを見ることにしよう。

近藤さんは「休みたいが、休めない」という葛藤にはまってしまった。なぜ休めないのかと問うと、近藤さんは「休むと仕事がかえってたまるから」と言う。しかし、この考えの背景には、多くの歪みが含まれていた。

まず、現実に休めないのかどうかを考え直す必要がある。「休むと皆に迷惑をかけ

表③　近藤九郎さんの歪み克服表

考え	歪み	歪みのない考え
官僚として罰を受けている	過剰な一般化	「官僚＝悪」ではない。官僚が良いか悪いかは個々に判断すべきだ
能力もないのに今の地位について、皆に迷惑をかけている	マイナス化思考	これまでの実績を考えれば、能力がないとは言えない。皆からも慕われている
気持ちに焦りがあるのは、事態が解決していないから	気分と事態の混同	気持ちが焦るからといって、事態が悪いとは限らない。焦るのは自分の心の問題だ

る」と言うが、実際には、部下や上司もぜひ休めと勧めている。休まないとかえって皆が迷惑するくらいだったのだ。

仕事がたまるというが、すでに事態は山を越えていて、仕事量は課内の皆で十分カバーできるレベルである。

つまり誰かに任せることによって、仕事の問題は解決できるのである。

これらのことを皆が近藤

さんに説明しても、なかなか理解してくれなかった。私には、ぐるぐるの輪がかなりの速度で回っているので、外からこれを停止させようとしても、はね飛ばしてしまうように見えた。

ぐるぐる思考ゆえに、発想がものすごく限られた狭いものになっていたのだが、その底にあるのは「自分には能力がない」「皆に迷惑をかけてきた。だから人に任せられない」「一人でがんばるしかない」という考えの歪みである。

治療は、このような歪みを補正することに力点がおかれた。

またその一方で、私は休養と合わせて抗うつ薬を服用することを強く勧めた。最初はぐるぐる思考ゆえに仕事を休むことを納得してくれなかったが、薬については飲むことに同意してくれた。幸い、抗うつ薬の効果は四週間くらいするとしだいに出てきた。

多少気分が上向きになると、考えの歪みへの気づきも促進された。

近藤さんは言う。

「自分の一つの考えだけが絶対ではないんですね」

これは、近藤さんに柔軟さが戻ってきたことを示唆《しさ》する言葉であった。

「自分に能力がないのではない。世間一般のことと、自分のことを混同していた」

「皆に迷惑というレベルのことはしていない」

「皆もこんなに心配してくれている」

「だとすると、今度は少し助けてもらおう」

という思いが少しずつ湧いてきたのだ。

こうして、近藤さんは休養の必要性を認識してくれた。

休むようになると、あとは急速に改善していった。二カ月もすると、ほとんど本来の活気を取り戻し、仕事に復帰した。ぐるぐる思考は完全に消えていた。近藤さんの人柄にまったく変化はなかったが、

「いつも考え方のクセを自覚して、ぐるぐる思考に陥らないようにやっています」

と近藤さんは私に報告してくれた。

葛藤型ぐるぐる思考は、相矛盾した考えを同時に解決しようとして、機能しない考えの輪の中から出られなくなり、しだいにらせん状に気分が落ち込んでいく「悩みの一形式」である。その背景には、多くの考え方の歪みが存在する。

とにかく日常生活で、一つの問題点が繰り返し繰り返し出てきて、その輪の中から抜け出せないように思えたら、その問題点の陰に何らかの「考えの歪み」はないのか、それを検討してみることを勧めたい。そして、「正確な事態把握」にステップを進める。

そうすることが、具体的な事態の解決への第一歩となるに違いない。

心のストレッチ③ 違う見方のトレーニング

以下にあげる出来事について、ものすごく悲観的な見方と、ものすごく楽観的な見方をそれぞれ書き、どんな気分になるか書いてみよう。そのうえで、どの見方についても「正解」はないことをあらためて確認しよう。また、見方によって生じる気分が違うこともよく見ておこう。

1）就職の最終面接で落とされた。

悲観的な見方	→	その時の気分
楽観的な見方	→	その時の気分

2）親に借金しないといけない。

悲観的な見方	→	その時の気分
楽観的な見方	→	その時の気分

3）隣の住人がうるさい。

悲観的な見方	→	その時の気分
楽観的な見方	→	その時の気分

4）気難しい相手との打ち合わせに遅刻した。

悲観的な見方	→	その時の気分
楽観的な見方	→	その時の気分

5）同期に出世で追い抜かれた。

悲観的な見方	→	その時の気分
楽観的な見方	→	その時の気分

6）髪を切るのに失敗した。

悲観的な見方	→	その時の気分
楽観的な見方	→	その時の気分

7）連休中に仕事の重大なミスに気づいた。

悲観的な見方	→	その時の気分
楽観的な見方	→	その時の気分

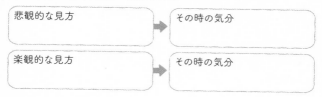

心のストレッチ④ 歪み克服表

あなたが今抱えている問題（34ページの「心のストレッチ②」でまとめたこと）について、歪んだ考えをしていないか書き入れてみよう。〈歪みのパターンについては78〜79ページの表②参照〉

考　え	歪みのパターン	歪みのない考え
悲観的な見方	□ 過剰な一般化 □ マイナス化思考 □ 気分と事態の混同 □ 自己関連づけ □ 全か無か思考 □ レッテル貼り	
悲観的な見方	□ 過剰な一般化 □ マイナス化思考 □ 気分と事態の混同 □ 自己関連づけ □ 全か無か思考 □ レッテル貼り	
悲観的な見方	□ 過剰な一般化 □ マイナス化思考 □ 気分と事態の混同 □ 自己関連づけ □ 全か無か思考 □ レッテル貼り	

3章

タイプ2 過去こだわり型

なぜ「過ぎたこと」が忘れられないのか

――未来に向かって歩きだせない時

「あの時、こうだったら…」を手放せない人

良くも悪くも過去は取り戻せないものである。

「あの時うまくいっていれば……」

「あの時あんなことがなければ……」

「あんな思いをしなければ……」

どんな人にとっても取り戻したい過去はあるものだ。

かくいう私も、

「高校の時に片思いをしていたNさんに告白していれば、今頃もっと違う人生を歩んでいたかも……」

と思うことはある。

だが、それはあくまでもたまに思い出す「青春の一ページ」というものでしかない。今さら思い切って告白することなどできないのだから。

だが、過去の体験と現在の問題を結びつけ、未来に向かうことができずにいる人たちがいる。そのような人たちが陥っているのが、**「過去こだわり型」**のぐるぐる思考である。

この章では、このタイプのぐるぐる思考について、一人の事例を通して見ることにする。

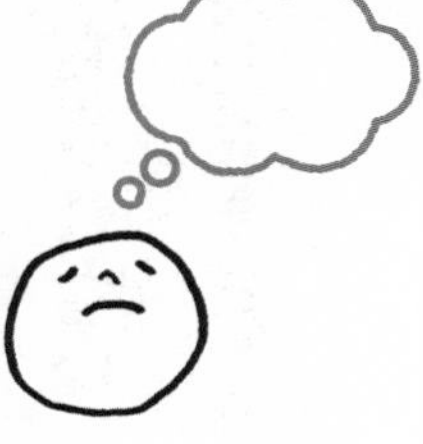

過去に受けた「ひどい仕打ち」から立ち直れない

《加古矢代さんの場合》

加古矢代さん（仮名）は三十一歳のフリーターである。一年前から私の外来に通うようになった。加古さんの症状は漠然としていた。毎日、身体がだるく、気力が出ない。何かやろうとしても一向にファイトが湧いてこない。それで一日中ぶらぶらして過ごしている。

「生きていても、おもしろくないな。死んじゃおうかな」

と思うこともあるが、本気で自殺を試みたりしたことはない。こんな状態がもう七、八年も続いているのだった。少し良くなったかと思うと、すぐにもとのレベルに戻ってしまい、安定することがないのである。

加古さんはつい最近まであるアパレル・ショップの臨時販売員として勤めていたが、

「ショックなことがあって」

フイッと辞めてしまった。だいたいいつもこの調子で、どの仕事（と言ってもバイトレベルのものばかりだが）も三カ月と続いたことはないのである。

「もともとの私はこんなんじゃなかったんですけど、昔ひどい仕打ちを受けたお陰で、人間性が傷つけられたのです。それでもう立ち直れないんです」

これが加古さんの口グセであった。

無理して「ひょうきんな自分」を演じたばかりに

加古さんの言う「ひどい仕打ち」というのは、いったいどんなものだったのか？それは高校時代にさかのぼる。加古さんはもともと内気な性格だったが、高校に入ったのをきっかけに「性格改造」して明るくなろうと心中密かに期するものがあった。

加古さんが入ったのは女子校であった。新入生ばかりで、まだ皆互いに知らないせいなのだろう、一年生のクラスは何か白々としたムードが漂っているように思えた。その中で加古さんは張り切った。いや、かなり無理をした。

まず、隣の席の子（関野戸奈理さん〈仮名〉）に思い切って話しかけることにした。

「私、加古でーす。あなたは何月生まれなの？　私は牡牛座だから、ちょっとそそっかしいかもしれないんだけど、あなたはどう？」

隣の関野さんは「は？」とだけ言って、全然乗ってこようとはしなかった。加古さんは、これでひるんではダメだと思った。

「中学の時はね、私、ダンスをやってたのよ。ダンスといってもクラシック・バレエとかじゃないのよ。ふつうの洋服着て踊るやつだから、洋服ダンスね。ハハハハハハハ……ハハ……ハ……」


関野さんはちょっと当惑したような様子で、やはり何も言わなかった。加古さんは、これはきっととてもおとなしい子に違いないと思った。自分よりおとなしい子だから、自分がリードできるのではないかと正直ホッとしたところもあった。そこで、少しお姉さんぶった調子で言った。

「あなたも新しいクラスに早く慣れればいいわねー。ハハハハハハ」

今度も関野さんは何も言わなかった。

人の心の動きに敏感な加古さんには、関野さんの無言が多少気にはなったが、授業が始まったので、とにかくその場はそれで終わった。

ところが事態が変わってきたのは、その日の昼休みからのことであった。加古さんが食堂から帰ってみると、加古さんの席に誰か他の子が座っていて、その子を中心に五、六人が輪になって楽しそうに大声でおしゃべりをしているのだ。その輪の中に関野さんもいて、控え目ながら、ちゃんと笑いの輪の中に入っているのだ。

加古さんは、こういう場面はそもそも苦手であった。つまり盛り上がっている座の中に途中から参加するなどという、器用なことはできる方ではなかった。それでも加古さんは思い切って、ひょうきんな感じで言ってみた。

「あのー、そこ私の席なんですけど。私もおしゃべりに入れてくださると幸いです、なーんて言っちゃってねー」

ところが中心になっていた女の子は、加古さんをまるで無視するように「もう行こう！」と言うと、サッサと席を立って行ってしまった。関野さんを含めた他の子もそれに従って、加古さんだけがポツンと一人残された。

なぜ自分だけが「人の輪」にうまく入れない？

加古さんはどうして自分がこんな仕打ちを受けるのか、まったく理解できなかった。少しあとでわかったことだが、あの五、六人はたまたま同じ中学校出身で、もとからの知り合いであった。

そこで、**自分たちの親しさを強調することにより、新入生の中での安心感を皆で確認しあっていた**わけである。このような動きは、新しい集団が形成された時に、よく生じる現象ではある（つまり、知り合いだけが固まって、一見盛り上がってみせる現象）。

そして、自分たちのグループ外の者を無視し、排除することにより、さらにグループの結束を固めるということも、しばしば無意識の動きとしてあり得ることである。

しかし一般的には、時間が経過して集団が皆にとって自然なものとなるにつれ、このようなことはしだいに解消していくものである。ところが、もともと気の弱い加古さんは、この最初の事件で完全に出鼻をくじかれた。

これ以降、加古さんは関野さんとスムースに会話をすることができなくなった。いや、関野さんは何かにつけて加古さんを無視するように思えるのだった。いくら話しかけても、「はー??」といった気のない応答しかしてくれず、休み時間になるとまるで加古さんが話しかけてくるのを恐れているかのように、さっさと席を立って他の子のところに行ってしまう。

関野さんもどちらかと言えばおとなしい性格のようだったが、同じ中学の子がたまたまクラスに多いこともあって、ゆっくりとではあるが友達を獲得していた。関野さんにすれば、自分よりさらに輪をかけて対人関係のぎこちない加古さんを見ることは、まるで自分の情けない姿を見ているようで、とても嫌なのだった。おそらく、そのことが加古さんを無視するような行動と結びついていたのだろう。

加古さんは隣の席の子とうまくいかないことで、まったく自信を失ってしまった。他の子とのやりとりも円滑さを欠くようになり、しだいにクラスの中でも孤立した存在になっていった。

最初に関野さんに「あなたもクラスに早く慣れればいいわね」と言ったのが、完全に立場が逆転したとなると、非常に恥ずかしいことのように思えて、死ぬほど悔やまれるのだった。

何を見ても「自分への当てつけ」に感じる

さらに決定的な事態がやってきた。二学期になると、クラス間の親睦会《しんぼくかい》をやろうという企画が持ち上がって、各クラスで出し物をすることになった。加古さんのクラスからはコーラスとダンスを出そうというアイデアが出て、ダンスのうまい子は出演することになった。これまでダンスの経験のある子は申し出るように、またこの子に出てほしいという推薦《すいせん》があれば受けつけるということになった。

加古さんは前に関野さんにも話したように、中学時代はダンス部でそれなりに活動していて、自分ではダンスは唯一の特技と思っていた。

自分からやりたいと申し出ようかとも考えたが、実際には自ら希望した子は一人もいなかった。そして、誰か他の子が推薦して、「いやだー。私できなーい」などと言いつつ、「それほどまでに言うんなら……困っちゃう。恥ずかしいけど、しょうがないわー」という形で出演者が決まっていった。こんな流れの中で、ちょっと自分もやらせてとは言いにくかった。

そうなると誰かの推薦を待つしかないのだが、話したことがあるのは関野さんしかいない。当然、関野さんだけを当てにすることになった。イジイジしながら、加古さんは待った。

しかし、ついに締め切りが過ぎても関野さんは推薦してくれなかった。それどころか、このところ関野さんはダンスに出ることに決まった他の子と、ダンスの話を加古さんに聞こえよがしにしていることが多い。加古さんには、これが**自分に対する当てつけ**のように思えた。

そこまで自分は嫌われているのか。確かに親しむことはできないでいるが、隣の席のよしみで自分のことを推してくれたっていいじゃないか。自分が出たがっていることをうすうす感づいているに違いない。それなのに推薦してくれないばかりか、嫌がらせまでするなんて……ひどすぎる。

クラス間の親睦会はひどく盛り上がった。特にダンスは大好評で、しばらくはクラスの話題だった。ダンスに出た子はちょっとしたスターのような扱いを受けた。しかし、加古さんから見ると、自分のダンスの方がはるかにレベルが高かった。

自分なら、もっともっと可愛く踊れるのに……もし自分が出ていたらすごく脚光を浴びて、一転してクラスの注目の的《まと》になったかもしれないのに……そんな思いが加古さんの心の中を駆け巡った。いても立ってもいられない思いだった。

それとともに関野さんに対する怒り、恨みの気持ちが募《つの》って、もう学校に行く気力もなくしてしまった。

「みじめさ」と「屈辱」で自尊心がズタズタに

こうして加古さんは学校を休みがちになった。

「気分が悪い」「頭が痛い」などと言って、しばしば学校を休む加古さんに対して、両親は最初とても心配し、叱ったりなだめたりして登校を促《うなが》した。

しかし、「登校拒否はあんまりうるさく言うと、かえって良くないんだそうだよ」

という祖母の意見をきっかけに、不登校状態は家庭内で基本的にほとんど放置されることになってしまった。

加古さんは一人っ子で、しかも両親が共働きをしていることもあって、同居していた祖父母にかなり甘やかされて育ってきたのだ。不登校についても、祖父母の「理解ある」対応は加古さんにとって救いになった反面、結局、祖父母の庇護《ひご》の中でしか自分は生きられないのかという思いも湧いてきて、みじめさが増した面もあった。

完全にクラスで浮いた存在になってしまった加古さんを見て、関野さんもさすがに同情したのか、他の子と一緒に遊びに誘ったり、修学旅行の時も同じ班に入れてくれたりした。しかし、これは加古さんにとってはむしろ**屈辱**だった。「そこまで同情されるほど落ちぶれていない」という思いがどうしても浮かんだ。

それに誘いに乗って遊びに行った時には、むしろ皆の中で自分のぎこちなさがますます明らかになり、そんな思いがしている時にまるで追い討ちをかけるかのように「加古さんも楽しむ時は、バカにならなきゃダメよ」などと言われると、強烈な皮肉を言われているように感じられて、ますますみじめになった。

第一、他の子は「となッペ」とか「ピーちゃん」とかあだ名で呼び合っているのに、加古さんだけは「加古さん」と「正式名」で呼ばれることも屈辱以外の何ものでもなかった。これらのことを通して加古さんは**「人間性を傷つけられた」**と感じたのである。

それでも加古さんは出席日数ぎりぎりで、何とか高校は卒業した。祖父のコネもあって短大にも進学したが、そこでもほとんど休みがちの二年間を過ごした。加古さんの表現をそのまま使えば、**「もう立ち直る力が残っていないくらい、高校で人間性を傷つけられた」**ために、勉強もクラブ活動も友人を作ることもできなかったのだという。

「妙なプライド」で自分から歩み寄れない

短大卒業後は、これも祖父のコネで小さな会計事務所に就職した。ここでの加古さんは当初、かなり元気だったようだ。

と言うのは、この事務所のメンバーは中高年ばかりだったため、久しぶりの若いスタッフとなった加古さんに優しくしてくれたし、どう勘違いしたのか、所長は加古さんを若い世代の代表のように活気ある存在と思ったらしい。そして、事あるごとに「いいねー、若い人は。元気があってね」と加古さんに言うのだった。

もともと加古さんは、「最初はある程度、がんばる」のがいつものパターンだ。それが功を奏したのかもしれないが、とにかく褒められて気分の悪いはずがない。だから加古さんも、「期待に沿うよう」張り切っていた。

ところが、それも長続きはしなかった。加古さんは短大で、一応会計学を勉強してきたことになっていて、事務所としてはその技術を当然のこととして、ある程度期待した。しかし、実際にはほとんど学校に通っておらず、その方面の勉強をしていない加古さんには、初歩から教えてもらわないと、とても無理なことなのだった。

いや、素直に初歩から教えてもらう態度を取ればまだよかったのかもしれないが、加古さんには**妙なプライド**があって、すぐに知ったかぶりをしてしまう。したがって教える方もどこまで加古さんに知識があるのか、はかりかねる面がある。基礎から教えられないので、進歩が遅い。

最初こそ、「うーむ。学校で習ったことと、現場は違うからなー」と理解を示していた他のメンバーにも、しだいに加古さんの能力の低さが見えてきた。そうなると、「学校で何を習ってきたんだ！」という、お決まりの苦情が出るようになる。

もしかしたらこの言葉は、事務所の先輩である古い世代にとっては叱咤《しった》激励《げきれい》の意味だったのかもしれないが、加古さんにとっては**「学校に適応していなかったんだろう」とずばり指摘された**ように感じられた。

こうして、加古さんはまたも会計事務所を休みがちとなった。自分でも「これではいけない、学生時代の教科書をひっくり返して一生懸命に勉強すれば何とかなる」などと思うのだが、その気力がどうしても出てこない。

ひたすら「自分はダメだ」「いや、ダメにされた」「高校の時のあのひどい扱いで人間性が傷ついて、ダメになったのだ」「ダメになったから、もう立ち直れないんだ」といった考えが頭をよぎる。

そして高校時代の同級生、特に関野さんへの恨みがまた募ってきて、

「彼女さえ、あんな仕打ちをしなければ！」

「あれがすべてだ」

と怒りの感情に包まれるのであった。

すぐに「傷ついて」しまう心のクセ

加古さんは半年で会計事務所を辞めた。それからはアルバイト的な仕事を転々としているが、最初に述べたように、どれも三カ月と続いたことはない。

どこで働いても、同僚や客とのちょっとした言葉のやりとりや、仕事上の失敗で「傷ついて」辞めてしまうのである。

しかも、一つの仕事から脱落するたびに、半年くらい引きこもってしまうので、実際には非常に生産性の低い生活をしている。

いわゆる「フリーター」という一群の若者がいる。これは学校を出てもきちんとし

た就職をせず、不安定にバイトをして気ままに暮らしている者たちである。彼らは基本的には自分でそのような生活パターンを選んでいるのであって、良いか、悪いかという議論は当然あるにしても、「主体性をもって」いると言えるだろう。

加古さんの場合は、これとはかなり違う。

加古さんは「これで良い」とは思っていない。何とかしたい、仕事に就《つ》くなり、さらに学校に行くなり、専門技術を身につけるなり、あるいは良い彼氏を見つけるなり、何らかの行動を起こすべきだと思っている。

しかし、「気力が出ず」「ファイトが湧かず」「もぬけの殻のようになって」ずるずると今の生活を続けている。

「これではいけない」と思う分、非常につらいのである。それゆえに、私の外来に自分で相談にやって来たのだ。

「こだわり」を捨てて前に進める人、進めない人

私は加古さんと話してみて、その症状の中心にあるのは〈タイプ2〉のぐるぐる思考、つまり過去こだわり型であることにすぐに気づいた。これは次ページの図⑧のような構造である。

上の層で回っているのは現在の問題であるが、そこにある**問題のすべてが下層の「過去にひどい仕打ちを受けたためである」という観念に結びついている。**何があっても、諸悪の根源は一つの過去の体験であるというものだ。

過去のことというのは、そもそも現在からは取り返せないし、やり直すことはできないので、現在の問題も解決不可能であるということになり、ぐるぐると同じパターンの考えを繰り返す。**結果として、現実社会への適応ができなくなってしまう。**

図⑧ 加古さんの過去こだわり型ぐるぐる思考

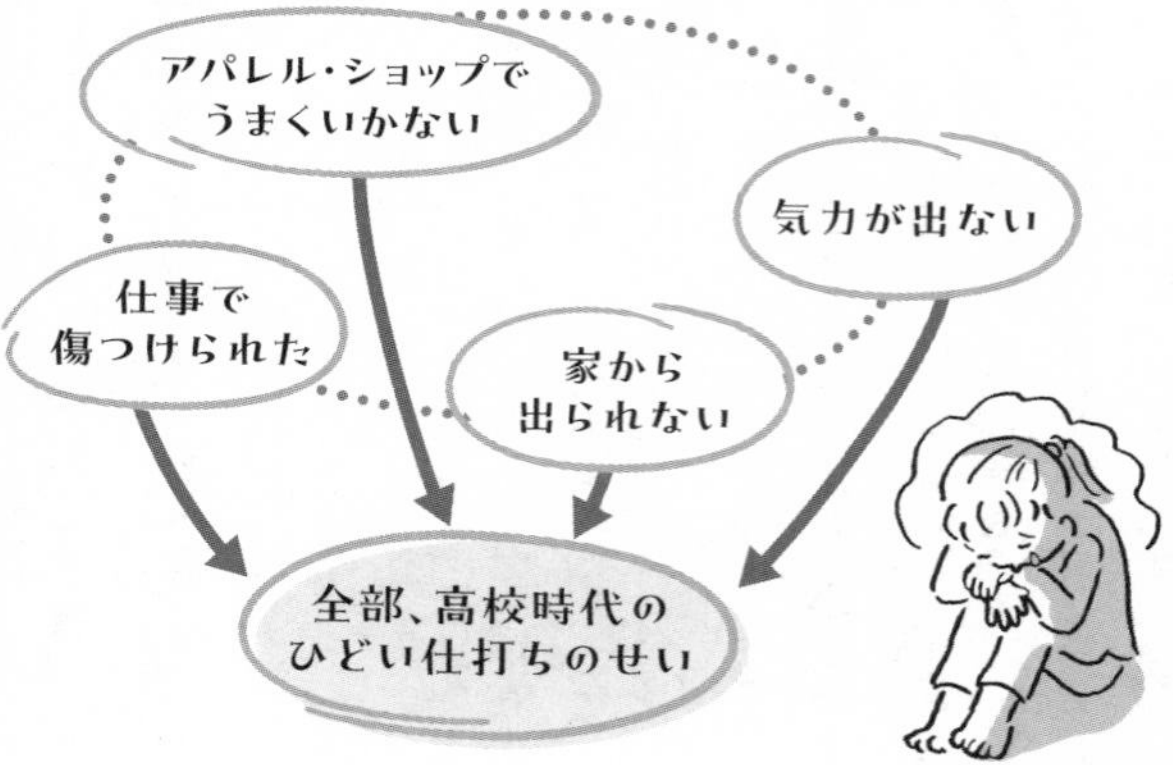
アパレル・ショップで
うまくいかない
気力が出ない
仕事で
傷つけられた
家から
出られない
全部、高校時代の
ひどい仕打ちのせい

このタイプのぐるぐる思考の場合、ほとんどのケースで「過去のことは自分が悪かったのではなく、過去の誰かが悪かった、自分は純粋な被害者である」という思いがあるので、**「誰かを恨む」という副症状**を伴っている。

もちろん、実際に過去にひどい目にあった、という人も多いはずだ。しかしそういう人が皆、過去こだわり型ぐるぐる思考に陥るかというと、そうではない。

忌《い》まわしい過去の体験で傷つけられたとしても、ふつうなら、そのことゆえに現在の問題が解決できないというパターンに陥ることの愚《ぐ》に、早い時期に気づくはずだ。「昔のことと、今のことは別」と思うかもしれないし、「いつまでもこだわっていてもね」と考えるかもしれない。**「過去にこだわらず、現在に適応する」というのが健康な自我の基本特性の一つ**である。

このように言うと、「いや、とても許しがたいひどい目にあった人にとっては、恨みを忘れることなどできないじゃないか」という声も聞こえてきそうだ。それも本当である。

世界には民族間の紛争でかつて虐殺されたり、戦争で戦ったりした敵を絶対許せないとして、現在までも争いが続いているケースが多いことはご承知のとおりだ。

しかし、過去こだわり型ぐるぐる思考は、これとは次元が違う問題である。ここでいう過去の問題とは、客観的に見て致死的なストレスではなく、現在までずっと尾を引く慢性的な問題でもないことが前提である。

そのうえで、**現在の問題についての自分の責任を過去の誰かに転嫁《てんか》して、自分で解決する努力を放棄した状態**が、このタイプのぐるぐる思考の本質である。

もう一つ、このぐるぐる思考について言っておかなければならないことがある。

このような考え方をする人は責任回避しているわけだから、「ずるい人」か、「無責任な人」だろうと思うかもしれない。これはもちろん、そうではない。少なくとも、私はそのような見方はしない。

あくまで**「考え方の歪み」**ゆえにそのようなパターンに陥っているのであり、これを正していくことが治療になるのだ。

「問題の自覚」に役立つ帰属理論とは

この「過去こだわり型」は2章で述べた「葛藤型」とは、いくつかの点で性質の異なったものである。

「過去」との結びつきという「時間軸」が入ってくることもその一つだが、**「ぐるぐる回っていることを本人が自覚できていない」**ということも本質的な特徴である。

つまり、本人は110ページの図⑧のような構造をまったく意識しておらず、次々と解決不可能な問題が生じてきて、自分では事態をどうすることもできないと考えているのだ。

このように「問題点を自覚していない」という場合は、まず**「問題の構造に気づく」ということが改善の第一歩**である。


そのためには過去こだわり型ぐるぐる思考の構造をさらに明確化し、理解を深めてもらう必要がある。

この目的のためには、心理学で研究されている**「帰属《きぞく》理論」**が役に立つかもしれない。これは少々理屈っぽくややこしい理論だが、このタイプのぐるぐる思考の克服のためにも有用なので、かみ砕いて説明してみる。


「帰属」というのは、「原因を何に求めるか」という意味である。

帰属理論によれば、人間がある出来事に遭遇した場合、その事態の原因を何に求めるかについて、いくつかのパターンがあるという。

もちろん原因をどう考えるかは出来事によって違ってくるようにも思えるが、実はその人の個性により、だいたいのパターンというものがあるのだ。また、そのパターンによって、生じる感情（ゆううつ感の程度）もだいたい決まってくる、というのが帰属理論の基本である。

この「三つの次元」で物事を考えてみると…

もう少し具体的に言うと、人間は個性により、ある出来事の原因を、

①内罰的（自分のせいにする）か、外罰的（他人や環境のせいにする）
②一時的（たまたま今、こうなった）か、永続的（いつもこうだ）
③部分的（このことだけ、こうなった）か、全体的（すべてにおいてこうである）

……の三つの次元で考える。

例をあげて説明するとわかりやすいので、以下の二つの例を、あなたの体験として考えてみてほしい。

〈例1〉ピアノコンクールでの落選

あなたは小さい頃から、ピアノを長年習い続けている。あなたは今日、あるコンクールに臨んだ。ここで入選すれば、有名な芸術系大学への進学が約束される大事な舞台だ。二カ月前から入念な準備をして当日の今日を迎えたのだが、昨夜からどうも熱っぽい。加えて今朝のテレビ番組に出てきた星占いでは〝運勢は下降気味〟だった。結局、演奏は納得がいかないものになってしまい、結果は落選だった。

さて、あなたは落選の原因をどう考えるだろうか?

ア　このところスランプが続いていた（ふだんはもっとうまい）
イ　見る目のない審査員に当たっちゃった
ウ　風邪ひいてたから、ダメだよね
エ　運勢の悪い日に当たっちゃった
オ　私にはピアノの才能はない
カ　芸術に点数をつけるのが無理よね
キ　いつも私は何をやってもダメだ

ク　私みたいな人間はいつも損するのね

〈例2〉大切な物をなくした

あなたが高校生の時に世話になった担任の先生のことだ。とても厳しい先生だったので、あなたはもともとその先生のことが大嫌いで、ずいぶん反発もした。

しかし、それがかえって気に入られ、やがてお互いに認め合い、卒業の頃には恩師と思うようになった。卒業の記念に先生は愛用していた万年筆をくれたのだが、卒業式の夜、クラスメートに誘われて、いけないと思いつつ入ってしまった居酒屋で悪ノリし、酔っぱらい、なくしてしまった。

さて、あなただったら、この原因をどう考えるだろうか？

サ　はめを外しすぎた。反省
シ　あいつが無理に誘わなければ、こんなことにならなかった
ス　酔っていたからしょうがないね
セ　運が悪かった

ソ　すぐ物をなくすのが私の欠点だ
タ　高校生にも酒を飲ませる居酒屋があるのがいかん
チ　いつも私は何をやっても失敗ばかり
ツ　いつも悪い友人のお陰で損するなー

さて、それぞれの答えは、帰属理論によれば次ページの表④のように分類される（なお、このような表を「帰属表」と呼ぶ）。

内罰的に考える人は「自分がダメだから、落選した」とか「自分の行動の悪さゆえに大切な物をなくした」と考える。**外罰的に考える人**は「落選したのは（なくしたのは）、自分以外のものに原因がある」と考える。

また、内罰の人はがっかりして、ゆううつになる可能性が高い。これに対して、外罰の人は自分には責任がない、と考えるので、それほどゆううつにはならない。その代わり自分が原因と考えるものを恨んだり、批判したりする可能性がある。

表④　帰属理論による原因の考え方（帰属表）

ア～ク　事態：ピアノコンクールで落選した！ 原因は？
サ～ツ　事態：先生にもらった万年筆をなくした…。原因は？

	部分的		全体的	
	内罰	外罰	内罰	外罰
一時的	ア このところスランプが続いていた	イ 見る目のない審査員に当たっちゃった	ウ 風邪ひいてたから、ダメだよね	エ 運勢の悪い日に当たっちゃった
一時的	サ はめを外しすぎた。反省	シ あいつが無理に誘わなければこんなことにならなかった	ス 酔ってたからしょうがないね	セ 運が悪かった
永続的	オ 私にはピアノの才能はない	カ 芸術に点数をつけるのが無理よね	キ いつも私は何をやってもダメだ	ク 私みたいな人間はいつも損するのね
永続的	ソ すぐ物をなくすのが私の欠点だ	タ 高校生にも酒を飲ませる居酒屋があるのがいかん	チ いつも私は何をやっても失敗ばかり	ツ いつも悪い友人のお陰で損するなー

また**一時的に考える人**は「いつもはこうじゃない。たまたま、こうなっただけ」と考える。これだとあまりゆううつにはならないかもしれないし、ピアノについていえば、別の形でチャレンジをするかもしれない。ところが**永続的に考える人**は「自分はいつもこうだ」と思うので、ゆううつの度合いは大きい。

部分的に考える人は「自分はピアノはダメだなー」とか「誘いを断れずに失敗することが多い」などと思うが、どこか「他の部分（スポーツとか、面倒見がいいとか）は捨てたものじゃない」と考えているので、あまりゆううつにならない（その代わり、例1でいえば、ピアノを捨てることになるかもしれない）。**全体的に考える人**は「ピアノだけじゃない。スポーツだって、英語だって、何もかもダメだ」と考える。これでは当然、ゆううつになる。

「満たされなさ、周りへの怒り」にとらわれやすい人

これら三つの次元の組み合わせで、表④に示したような八つの考え方のパターンが

あるのだ。
この場合、もちろん**内罰的で、永続的、全体的な考えをする人**が一番ゆううつになりやすい。つまり、「私はいつも何をやってもダメだ」と考えるわけだから。これはうつ病者に多いパターンだとも言われている。

その逆に、**外罰的で永続的、全体的に考える人**は「どうして私のような素晴らしく多彩な才能をもった人が評価されない世の中なのか！」と考えるわけであるから、あまりゆううつにならないと思われるかもしれない。

しかし、実際にはそうでもない。このようなパターンの人はいつも、**満たされなさ、周りへの怒りをもちながら、気分の不快を抱えて生きるというパターン**になりがちである。

もちろん、これらはある割り切りをもって描いたパターンなので、どのタイプにしても、いつもこのように典型的な考え方をするという人は少ないだろう。また、場面場面によって、いろいろな考え方に適当にばらついているのがふつうであろう。

それでも、**人間の考え方には一定の傾向**があり、これらの類型の中に漠然と分類できることも事実である。それはその人の**「性格」**ということと、当然ながらつながっている。

加古さんのぐるぐる思考は、このパターンで言えばどこに当てはまるであろうか。これは明らかにうつ病の対極にある「外罰的で永続的、全体的に考える」パターンである。ただ、原因の帰属が「過去の体験」にのみ向かっている点が特徴である。

「私は悪くない！」思考から抜け出すために

これまで述べてきたように、**帰属理論はある悪い事態が生じた時にその原因をどう考えるかのパターン**を示している。

中にはそのパターンを生かして、悪い事態をうまくやり過ごす人もいるかもしれない。しかし、**特定パターンへの固着が社会不適応の原因**となることの方が、圧倒的に多い。

このようなパターンは、治す必要がある。過去こだわり型ぐるぐる思考を治療するポイントも、特定パターンからの脱却に他ならない。

そしてそれは、常に「患者との共同作業の感覚」で行なわれる。

深層心理では「わかっている」のに自覚したくないこと

加古さんの場合も、**帰属理論による治療**を行なった。

パターン脱却は、次のようなステップで行なわれる。その具体的な方法を、加古さんの治療プロセスを通して眺めてみたい。

加古さんは「このまま無為《むい》に過ごしていてはいけない」という意識は強く、時に勇気を出して仕事を見つけ、曲がりなりにも就職する。

しかし、すぐに職場の人や客とのやりとり、仕事に慣れないところからくる小さな失敗でくじけてしまい、閉じこもりの生活に戻ってしまう。その挫折感からまた自信をなくし、しばらくは立ち直れないというパターンを繰り返している。

その時に、自分が弱すぎる、ショックを受けすぎるという自覚はあり、「周りの扱いが悪い」と思っているわけではない。つまり、「悪いのは周囲ではなく、自分である」と考えているのだから、外罰ではなく内罰だ、と思われるかもしれない。

しかし加古さんの場合、挫折するたびに必ず、

「高校時代にひどいいじめを受けた。私がこんなに弱くなったのも、あの時の仕打ちのせいだ」

と考えるわけだから、すべての責任を過去の体験に結びつけるという点で、**典型的な外罰反応**なのである。

つまり、何があっても、原因を過去に帰属させているわけである。

もっと言えば、**「過去のお陰で、こうなった。だから私に責任はない」と、無意識に主張**しているのだ。

ここで「無意識に」と言ったが、ここのところもポイントだ。

加古さんは自分の「帰属パターン」を自覚してはいない。自覚していないからこそ、それを変えようとしないのである。しかし深層の心理では、ちゃんとそこのところをわかっていて、その点を他者から指摘されるのを非常に恐れている。

「自覚していない」のではなく、「自覚したくない」と言った方が正確だろう。

ここに触れられると、「痛いところ」に触れられたことになって、怒りが出てきた

り、突発的な行動に及ぶ可能性すらある。

したがって、加古さんに**「いつまでも過去のことにこだわっていてはダメよ」「そんな昔のことをいつまで言ってるのよ!」といった類《たぐい》のお説教をすることは、意味がないばかりか、逆効果**になる。

実際、両親はそのような**「正論」**を折に触れて話してきたが、そのたびに加古さんは荒れて、ちょっとした家庭内暴力のような形になった。加古さんの言い分は「親は私の苦しみをちっとも理解してくれない」であった。

親の方にすれば、「絶対間違ったお説教はしていないのに、どうしてそれが通じないのか、まったく情けない、もう勝手にしなさい」ということになってしまう。このような両親とのちぐはぐなやりとりも、加古さんの問題を長引かせていたのである。

「自ら気づいた時」に正論は腹落ちする

ではどのように対応すれば、「正論」に気づいてくれるのか?

一般的に言って、**心の悩みの問題の場合、正論をずばり言われても解決にはならな**

い。最終的には正論を言うべきであっても、正論が効くのには、長い地ならしが必要なのである。それには**正論を外から与えるのではなく、自ら気づかせる**のがポイントなのだ。

したがって、私はまず加古さんの悩みに徹底的につきあった。

過去と現在の苦しみ、将来への不安などを語る加古さんの言葉に耳を傾けた。共感できる面も多かった。加古さんも、しだいに私を「良き理解者」と受け止めてくれるようになった。

その段階で、私は帰属理論について説明し、「人間の考え方にはいくつかのパターンがあって、そのパターンが感情や意欲に大きく関係すること」を話した。

そして、加古さんの考え方のパターンがどれに当てはまるかを、一緒に考えようと告げた。

その場合、「どういう考え方をすべきか」ではなく、「いろいろな考え方がある」こと、「どれかが常に絶対に正しいということは、あり得ない」ことなども述べた。

「恨みがましい気持ち」から自由になるプロセス

幸い、加古さんは帰属理論に興味を示してくれた。そこで加古さんの最近経験した出来事の原因をどう考えるのかを、118ページの表④のような帰属表を使って検討してみることにした。

つい最近まで、加古さんはあるアパレル・ショップに勤めていた。そこでイヤミな客に商品知識がないことをさんざんにとがめられて、ついに泣き出してしまった。それに追い討ちをかけるように店長から説教されたのをきっかけに「とてもあの店には行けない」と、ずるずる休むようになり、結局、退職してしまったのだ。

この件についても、加古さんは「結局は私が弱いから、どこに行ってもこうなるんです」と言う。私は**「弱い」という言葉**が一つのポイントと感じたので、「『弱い』とは具体的にはどういうことか」を聞いてみた。

加古さんは「臨時店員で知識がないことがわかっているのに、難しい客の相手をさせたうえに、泣いている私に追い討ちをかけていじめるひどい店長に負けてしまうなんて、自分は弱いと思う」と言う。

これはつまり、「悪いのは周りだが、悪い周囲に負ける自分が弱い」ということである。そして「弱くなったのは、なぜでしょうか？」との問いに対しては、例によって高校時代の「人間性を傷つけられた体験」を恨みがましく話し、「あれさえなかったら、こうはならなかった」と述べた。

つまり**「過去の体験のお陰で、こんな弱い自分にされた」という外罰的帰属**である。

しかし、ここで鋭く指摘して、「あなたの外罰反応を治さねばならない！」と言ったのでは、「過去にこだわってちゃダメよ」というお説教とまったく同じことである。

そこで私は加古さんに、帰属理論に基づく**「この事態の原因について理論的にあり得る他の考え方」**をすべて出してもらうことにした。

それにより、一つの考えに固着しない柔軟な思考法の訓練をしたのである。

加古さんが作成したのが表⑤である。

この表は、加古さんと私の次のような会話により、作られた。

表⑤ 加古さんの作成した帰属表（1）

「最近仕事を辞めた原因について、どんな考え方が可能か？」
事態：アパレル・ショップの仕事がうまくいかなかった。原因は？

	部分的		全体的	
	内罰	外罰	内罰	外罰
一時的	まだアパレル・ショップの仕事は慣れていなかった	店長が良くない人だった	あの日はたまたま調子が悪かった	あの日は牡牛座の運勢は悪かった
永続的	私にはアパレル・ショップの仕事は向いてない	あんな仕事はくだらない	いつも私は何をやってもダメな弱い人間	高校時代の経験で、何をやってもダメな人間になった

私　アパレル・ショップを辞めたことについて、いろいろな原因を考えてみましょう。あなたがそう考えるかどうかは別にして、とにかくいろいろな考えを出してみましょう。

まず部分的に考えるというのは、どういうような考えでしょうか？

加古さん　他のことはともかく、あのアパレル・ショップの仕事は、私にはダメだったということでしょう。

私　では、その中で一時的とは？

加古さん　あの日はアパレル・ショップの仕事がダメだったということ。いつでもダメとは限らないという考えですね。

私　では内罰的に考えるとは？

加古さん　私がダメだってこと。

私　外罰的とは？

加古さん　店長とか客のせいで、仕事がうまくいかなかったという考え方でしょう？

私　次に全体的な考え方とは何かを考えてみましょう。

加古さん　アパレル・ショップだけでなく、何をやっても失敗するという考えです。

私　それを内罰的に考えれば？

加古さん　私は何をやってもダメだ、となりますね。これは私の実際に思っている考え方です。

私　では、それを外罰的に考えると？

加古さん　私以外のせいで何もかもダメになったということですよね……。あ！　あの高校時代のいじめのお陰でこうなったという考え……はそうですね。

私　それは、いつもあなたが言っていること、そのものですね。

加古さん　いえ、私は「自分がダメだ」と言っているんですよ。ただ、そのダメになった理由が、いじめなんだって……。

私　そうですか。いえ、これはどれが正しいとか、実際はどうか、とかを議論するのではなくて、ただいろいろな考え方を出してみるだけですから、この段階ではまず帰属表を作るだけに留《とど》めておきましょう。

もちろん、実際にはこれほどスムースに会話が進んだわけではなく、私と加古さんとの対話はここまでで一時間近くを要したが、ともかく表が完成された。そして会話の最後の方では、加古さんにも自分の考え方が「外罰―全体―永続的」であると、うすうすわかってきたようである。

さらに、このような表を過去に勤めたいろいろな職場についても作ってもらい、しだいに「実際のあなたはどんな考え方をしたのか」も聞いてみるという作業を繰り返した。やがて、加古さんにも**自分の考えのパターンが「外罰的―永続的―全体的」帰属であることが明確に意識**されるようになってきた。

その間、私は一度も「あなたの考えはこれに固着している」などと指摘することはなかったが、自分で気づいてきたのである（自分の実際の考えがいつも、表の外罰的——永続的——全体的の位置になるので、それも当然である）。いったんわかれば、そのことが不適応を呼んでいると加古さんが気づくのにも、それほど時間はかからなかった。

「頑固な決めつけ」から「柔軟な発想」へ

やがて加古さんは、また仕事を始めてみると言い出した。仕事の中で、自分の考え方を確認してみたいというのだ。私はそれに賛成した。そして職場で何かあった時に、帰属表を作ってみることを勧めた。

不況とはいえ、給料さえ気にしなければアルバイトの口はけっこうあった。加古さんは、街頭で商品のアンケートを取る仕事を始めた。

二週間が経った。加古さんは帰属表を作って私の外来にやってきた。今度の表（表

表⑥　加古さんの作成した帰属表(2)

「バイトでの嫌な出来事の原因は？」
事態：アンケート調査をお願いした相手からいきなり「何だ！その態度は!!」と、大した理由もなく怒鳴られた。原因は？

	部分的		全体的	
	内罰	外罰	内罰	外罰
一時的	ちょっと疲れてたから、私の態度も悪かったかな (10%)	怒りっぽい人にたまたま当たった (30%)		
永続的		アンケートの仕事では、よくあることみたい (35%)	やはり私は人に嫌われる (10%)	高校時代の経験で、何をやってもダメな人間になった (15%)

⑥）はちょっと違っていた。
これまでの表のように全部の欄を埋めるのではなく、その時々に実際に起こった考え方だけを書いた。

そして、それぞれの考え方が真実である確率が何パーセントくらいだろうかを書き込んでみたという。

表⑥で検討した「事件」は、アンケート調査の仕事ではよくある、いわば日常的なものであった。

アンケートを取ろうとしても、たいていの人は拒否して乗ってこない。

時間がないこともあるし、怪《あや》しいキャッチセールスだと思う人が多いからだが、断られることにいちいち挫《くじ》けていてはもちろん仕事にならない。

加古さんもさすがに断られること自体を問題にはしなかったが、応じるような気配を見せて、途中から怒り出す人も案外多く、これには相当参ったようである。表⑥では、そのことを取り上げてあった。

この表には、多くの重要な点が含まれている。

まず、加古さんの発想法が柔軟になり、いろいろな考えが出せるようになったことである。つまり、真実はこれしかないという頑固な決めつけが軽くなったのだ。

また、確率の数字を見ると、いろいろな考えにほぼばらついているが、これまで主流を占《し》めた「外罰的―全体的―永続的」帰属パターンが一五パーセントとかなり低くなっている。これは過去にこだわるぐるぐる思考から、かなり脱出できていることを如実に物語っている。

さらに、一時的と考える確率が計四〇パーセントと増えていることにも注目すべきだ。これまで加古さんには「世の中、いつでもどこに行ってもひどいことばかり」という考えがしみついていて、それが閉じこもり傾向を呼び込んでいたが、

「このことは確かに悪いが、そうだからと言って、すべて、いつでも悪いのではない」

という考えができるようになってきたのだ。

また、もう一つ私が重要な点と感じたのは、「部分的外罰」帰属が合計六五パーセントと多くを占めていることである。

これは「過去のいじめですべてが台なしにされた」という「全体的外罰」帰属から脱却し、**「悪いことは起こるが、それはすべてにわたってではない」**という考えにシフトしてきていることを示唆する。これも、過去こだわり型ぐるぐる思考の解消を物語る変化と言えそうだ。

このバイトはもともと二週間契約だったこともあって、また加古さんは失業状態に

なったが、それも一時的なものであった。曲がりなりにもバイトが完遂《かんすい》できたことで、加古さんは自信をもった。

やがて父の紹介もあって、簡単な事務職に就職することができた。

ここでも、加古さんには「嫌だな」と受け止められる出来事がいろいろとあったが、時に帰属表を書いたり、私とそのことを相談したりすることにより、仕事の継続ができている。

「自己愛」という壁を適正な高さに保つには

加古さんは、このような方法でぐるぐる思考から脱出し、一応の社会復帰を果たしたが、なぜ過去こだわり型ぐるぐる思考に陥ったのか、なぜ外罰的な考え方をするのかについて、まだ決着はついていない。

実は、この点を押さえておくことが、**再発予防**という意味でも重要なのである。今後遭遇するストレスの大きさによっては、再び「いつもの悪いパターン」に陥ることはあり得ることだからだ。ここでは**精神分析的な観点**も加味して、過去こだわり型ぐるぐる思考の源《みなもと》を考察してみる。

これまでも述べてきたように、過去こだわり型ぐるぐる思考は「昔受けた仕打ちのお陰でこうなったのであって、私が悪いんじゃない」という外罰的帰属と言える。

もちろん、必ずしも「外罰が悪い」というわけではなく、「いつも」外罰になるのがまずいのであって、厳しい言い方をすれば一種の責任放棄となっているのが問題なのである。

では、なぜ責任を放棄するのか？

このタイプのぐるぐる思考に陥る人は、自負心が高く、**「こんなに優れた私がうまくいかないはずがない。これは、私以外のものに責任があるに違いない」**という考え方が基本になっていることが多い。

そうなると根本は自負心の高さであって、**ナルシシズム、つまり自己愛の問題**につき当たる。

厳しい現実との「折り合いのつけ方」に個性が表われる

自己愛というのは誰にもあって、むしろ生きることの源泉と言ってもよい。自己を愛することができなければ、生きる気力は出てこない。誰でも実は自己評価は高く、どこかで「自分は他の人とは違った特別な存在である」と思っている。これが自己愛というものである。

しかし、これがモロに出ると鼻持ちならない存在となって、社会的に受け入れられなくなるので、自己愛は基本的に抑制されている。

つまり、**自己愛は心の奥底では強烈なものだが、本人も含めて表面で意識できないような仕組み**になっている。

しかし、**特に何か失敗した時や、人から受け入れてもらえない時など**に**「現実の厳しさ」と「深層の自己愛」がぶつかる**形となり、「こんなはずじゃないが?? **私がこんなにダメなわけがない」という気持ち**が出てくる。

これは、個人にとって、かなりつらいことであり、ここで何らかの対処をせねばとても耐えられない。

その対処法がその人の個性というものであって、精神分析でいう**防衛機制（無意識に自我が傷つくのを守る心理学的なメカニズム）**にもかかわってくる。

これまで述べた帰属理論の八種類の帰属パターン（118ページ、表④）も、「自己愛を守る一種の「防波堤《ぼうはてい》」と言えないこともない。
だから自己愛も防衛機制も、それ自体は健康な心理と言ってよいのである。

しかし、自己愛が高すぎる場合、つまり自己イメージを肥大させすぎ、自己評価が高すぎる場合には問題となる。

高い自己愛を守るためには、高い防波堤が必要となる。しかし、高い防波堤をあちこちに建てるわけにいかないので、どうしても一カ所にのみ高く築くことになり、特定パターンの帰属への固着が生じるのだ。

また高い防波堤は高い波が来た時には役に立つが、ふだんは日差しを遮《さえぎ》るという弊害があるのでマイナス面が大きい。これらがぐるぐる思考ともつながることになる。

この関係を図⑨に示した。

「等身大の自分」と現実的に向き合ってみる

ここで明らかなのは、防波堤を低くする必要があること、そのためには自己愛を低

図⑨　自己愛と防波堤の高さ

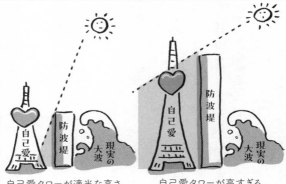

自己愛タワーが適当な高さ　　自己愛タワーが高すぎる

くすることである。「自己愛を低くする」というのは、言い方を換えれば**「等身大の自分を見る」**ということである。

過去こだわり型ぐるぐる思考に苦しむ人を見ていると、非常に大きな理想イメージを自分に投影していることが多い。

「自分は誰からも愛され、尊敬される、堂々たる人物である」というイメージや、「人気者で、皆の中心になるべき存在である」といったイメージ、また「人類に貢献できるマザー・テレサのような慈悲《じひ》の人である。皆もそれを認めるべきである」といった自負心などである。

それが「そのような人になりたい」とい

うのならわかるが、何の前提もなく「すでにそのような人間である」と思っている。これが明らかな間違いであっても、感覚としてそれを認めることができない。

そして、そのことを否定するような出来事が起こったり、それをまともに言葉として否定されたりすると、今度は「自分はダメだ。何をやってもダメな、人類最悪の人間だ」と自己評価が一挙に下落してしまう。

現実は「ダメなところもある、いいところもある、そこそこの人間だ」ということであろうが、そのような考えができず、両極端にふれてしまうのである（79ページ表②の「全か無か思考」に当たる）。

このような構図を自覚して、**「そこそこ人間観」**とでも言った現実的な考え方を受け入れることが大切なのだ。重ねて言えば、

「自分は極端に優れた特別の人間でもなければ、どうしようもない人間でもない。そこそこの能力もあるが、そこそこ失敗もする。そういう人間である」

という自己イメージである。

これは、ほとんどの人に当てはまる、正しい自己認識ではないかと思われる。

これを受け入れれば、当人もずいぶん楽になるであろうし、かえって周りの評価も上がるかもしれない。ただ、長年にわたってしみついた自己愛の高さはそれほど簡単に変更できるものではない。

加古さんがこれからの人生の中で「そこそこ人間観」を手に入れ、自己愛を適度なレベルに調整していくためには、時に成功し、時に手痛い失敗をしながら、「人間的な成長」をすることがやはり必要だ。

その前提となるのは、**「自分が変わらなければいけない」という意思**である。「治す必要はない」と居直っていたりすると、どんな治療も用をなさない。

したがって、過去こだわり型ぐるぐる思考を抜け出すための本当の第一歩は、**「これではいけない」という落ち着いた気づきから始まる**と言えるのである。

心のストレッチ⑤ 過去をふり返る

これまでの、特に嫌だった経験について、他のとらえ方がなかったかどうか考えてみよう（無理矢理でもいいので考えてみる）。

小学生の頃の体験

どう考えたか？	→	どういう気分か？
別の考え方	→	その時の気分

中高生の頃の体験

どう考えたか？	→	どういう気分か？
別の考え方	→	その時の気分

就職後の体験

どう考えたか？	→	どういう気分か？
別の考え方	→	その時の気分

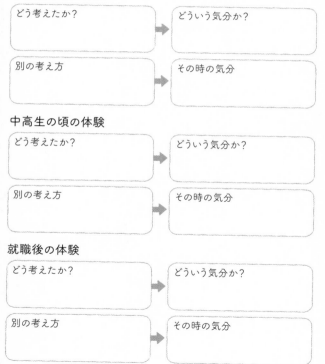

心のストレッチ⑥ 8つのとらえ方

これまでのつらかった出来事（事件でもよいし、非常に嫌いな先生との関係などでもよい）3つについて帰属表を作ってみよう。8つのワクに正しく記入するのはけっこう難しい。3つの角度から、まったく別のとらえ方をしてみることに意義があると考えよう。

	部分的（Aに限って）		全体的（何をやっても）	
	内罰（私のせい）	外罰（他人のせい）	内罰	外罰
一時的（たまたま）	Aについて、たまたまこの時はうまくできなかった	この時は○○のせいでAをうまくできなかった	スランプで何やってもダメ	あの日は運勢が悪くて何をやってもダメだった
永続的（いつも）	Aに限っては、いつもうまくいかない（向いてない）	いつも○○のせいでうまくいかない	何をやっても私はいつもダメ	○○のせいで何をやってもいつもダメ

①事態：

	部分的		全体的	
	内罰	外罰	内罰	外罰
一時的				
永続的				

②事態：

	部分的		全体的	
	内罰	外罰	内罰	外罰
一時的				
永続的				

③事態：

	部分的		全体的	
	内罰	外罰	内罰	外罰
一時的				
永続的				

4章

タイプ3　レッテル型

「先入観」から逃れられないのはなぜ？

――「合理的な説明」が耳に入らなくなる時

「強力な接着力を持つレッテル」に縛られる人

「私は顔がゴツいから財布を落とした」と言う人がいたら、あなたはどう思うだろう。そんな悩みをもったことのない人からしたら、冗談としか思えないだろうが、これが大まじめな話なのだ。

「私は顔がゴツいから人から嫌われる。だから何もかもうまくいかない」というふうに、自分にレッテルを貼った人は、就職試験に落ちたことも、彼女がいないことも顔を原因としてしまうし、それはあらゆる人間関係やトラブルにつながっていく。

「顔がゴツい自分は、何もかもうまくいかない。だから財布を落としたりするんだ」といった形で、本人の中では完結してしまうのだ。

この例に疑問をもつ人であっても、こんなレッテルだったらどう感じるだろう。

「教養がないから」「田舎者《いなか》だから」「品がないから」「顔が丸くて太って見られるから」「気が弱いから」「話下手だから」「意志が弱いから」……こういう例があがると他人事ではない人が多いことと思う。

レッテルを貼ったのは自分なのだが、そこから逃げられないのが、**〈タイプ3〉レッテル型**ぐるぐる思考だ。そもそもそんなに深刻にとらえるほど顔がゴツいのかどうか、つまりそのレッテルが真実であるかどうかは、あまり重要ではない。

問題なのは、何かうまくいかない出来事があると、すべてそのレッテルに原因を求め、しだいにレッテルがすべてをふり回し始めることだ。

その結果、暗くなったりみじめになったりするのだから、はた目には、「そういう考えをやめればいいじゃないか」と思えるが、**レッテルには強力な接着力があって、なかなかはがせない**のである。

この章では、レッテル型ぐるぐる思考について、ある女性のケースを追いながら見ていくことにしたい。彼女は原因のはっきりしない身体の不調を抱えていたのだが、**自律神経失調症という病名がレッテル**となっていた。

実は、**精神科を訪れる中高年の女性には、このパターンが目立って多い**のである。

すべてが「身体の不調のせい」

《山井頼子さんの場合》

山井頼子さん（仮名）は五十八歳。若い時から、けっして身体が丈夫な方ではなかった。と言っても、別に大病をしたというわけではない。小学生の頃は朝礼の途中に立ちくらみで倒れることがよくあったし、学生時代にもめまいや頭痛などに苦しめられてきた。

ちょっと友人と遊びに行ったり旅行したりするとひどく疲れて、そのあとで微熱が出て数日寝込むといったこともよくあった。

内科にかかって精密検査を受けたこともあるが、いつも異常なしと言われ、山井さん自身も「自分は体力がないだけなのだろう」とずっと思ってきた。

つまり、それ以上こだわることはなかったし、結婚して家庭をもち、二人の子供に恵まれて、子育て、夫の起業やその手伝いなど、何かとばたばたと過ごしているうちに、身体のことも長く忘れていた。

しかし、様子が変わってきたのは、ここ数カ月である。またいろいろな症状がカムバックしてきたのだ。

それより前にも更年期症状ではご多分に漏《も》れず苦しんだが、これほどまでつらくはなかった。

山井さんの感じている症状は、次のようである。

頭痛　頭全体が重い。時にズキズキと割れそうに痛む。

めまい　朝起きた時からくらくらする。部屋の中が回転するほどひどいめまいではないが、まるで船に乗っている時のように、何となく身体が揺れている感じが続く。

吐き気　食事とは関係なく、いつも軽い吐き気がして食欲がない。しかし、実際に戻したりしたことはない。

身体が重い　全身がだるく重い。何かいつもブレーキがかかったままで走っているようで、動くのが難儀である。

動悸《どうき》　運動しなくてもドキドキする。脈拍数を測ってみても別に増えてはいないが、確かに動悸を感じる。「心臓が動いているのを自覚してしまう」感じ。息苦しい。

身体のしびれ　腰から両足にかけて、時々しびれ、感覚が鈍った感じ。

身体の冷たい感じ　手足の先、背中が冷える。いわゆる冷え性。

不眠　とにかく眠れない。寝つきが悪く、二、三時間は目がさえている。やっと寝たと思うと、数時間で目覚め、もう眠れない。時間としては寝た日があっても、ぐっすり寝た感じがしない。日中はボーッとしているが、横になっても眠れはしない。

便秘　これはかなりひどい。四、五日に一回便通があれば良い方。

このように**心身症状のオンパレード**である。

ただこれらはすべて、一日中来る日も来る日も続くというのではない。日によってはほとんど感じない日もあれば、グッと軽い日もある。しかし、ひどい症状が揃《そろ》い踏《ぶ》みで、ほとんど動けない日も稀ではない。

この「具合の悪さ」は単なる気のせい？

山井さんはまず近所にある内科の医院を訪ねた。医者は「とにかく検査をしましょう」と言い、血液や心電図を調べた。特に異常は見られなかった。その医者は「疲れじゃないですか。しっかり休んでください」とアドバイスをした。

しかし、山井さんにはピンとこなかった。だって、別に疲れるようなことはしていない。それにもう子供たちは独立し、夫婦二人の生活で、ある意味では休もうと思えばいつでも休めるような時間的余裕のある生活を送っていたからだ。

小さな医院では見過ごしがあるのかもしれない、こんなにいろんな症状が続く以上、きっと病気が隠れているに違いないという思いがしだいに募ってきた。

そこで今度は、わりと大きな市民総合病院にかかった。そこでは胃のバリウム透視検査やホルター心電図、内分泌《ないぶんぴつ》の検査から頭のCT検査まで、徹底的に検査を受けた。しかし、どの検査でも異常は出なかった。医者は言った。

「山井さん、異常が出ないんだから、気にすることないですよ。気にしすぎじゃないですか？」

この言葉は山井さんを憤慨《ふんがい》させた。実際に症状を感じているのに、検査に異常がないからといって、まるで症状が出ている方がおかしいと言われているように聞こえたからである。

そこで今度は、近所の人に聞いた評判の病院にかかることにした。そこはそれほど大きな病院ではないのだが、雑誌やテレビの番組にもしょっちゅう登場する有名な内科部長がいた。その病院までは山井さんの家から一時間以上かかったが、「今度こそ、本当の原因がわかるに違いない」との思いで出かけた。

有名な先生は、とても忙しそうだった。これまでの症状と検査歴をざっと聞いて、山井さんの身体にはまったく触れもせず、「これは精神的なものだから、精神科に行きなさい」といきなり言った。

山井さんは「いえ、先生にもう一度調べてほしいんです」と言おうとしたが、それより先に先生はまるでそれを見透かしたかのように、「同じ検査をしたってしょうがないでしょう」とイラついた様子で言い、「では次の患者が待ってるので、ここまで」と宣言して、もう次の患者を診察室に入れていた。

確かに、さらに五十人以上の患者が廊下に列をなして待っていたが、あまりに一方的な対応に腹が立ってきた。しかし、何しろ有名な先生の言うことである。きっと精神科にかかるべきなんだろうと気を取り直して、山井さんの家からわりと近くにある、私の勤める病院の精神科外来にやって来たのだ。

山井さんは「○○病院の先生が精神的なものだと言うんで来たのですが、**私が苦しんでいるのは、気のせいなんでしょうか？」**と、いきなり私に質問した。

どうもこれまでの三つの病院での経験もあって、医者に対する不信感が芽生えていたことと、それに加えて精神科と言われたことがショックだったのか（精神科にかかるよう勧められることにショックを感じる人はまだ多い）、最初から私に対しても警戒的な雰囲気である。

私は「いや、まだくわしいお話を聞いてないので、何ともお返事しようがないんですが、**一般的には『気のせい』で苦しむということは聞いたことがない**んですけどね。精神的なものから症状が出ることはありますが、それは気のせいとは違うでしょう」と話した。

これは禅問答のような答えであって、わかったような、わからないような話に聞こえるかもしれないが、ともかくも「気のせい」という表現の中に含まれる**「症状なんて実際にはないのに、あなたが作っている」というニュアンスを否定**したつもりだった。

「検査で異常が見つからない」不調をどう治す？

山井さんはこれで少し安心したようで、これまでの経過と症状をくわしく語ってくれた。私は一時間くらいじっくり話を聞いた。

そして、山井さんが語り終えると、私はおもむろに言った。

「これまでちゃんと検査を受けてこられて異常がないのですから、身体医学では一応ケリがついていると考えてよいと私も思います。病名のことはとりあえず棚上げにして、忘れていてください。しかし、もちろんまだ小さな異常で検査にひっかからないということがあるかもしれないし、特殊な検査でやっとみつかる病気というのも確かにある。身体のことについては、山井さんではなく、私が常に心に留めておくということでどうでしょうか？」

山井さんは「そうですかー……でも、どうしたらこれが治るんですか？」と本質的な質問をした。

私はそれに答えて、「まず、心と身体はつながっていることを理解してください。そのうえで心身両方から診療を続けましょう。まず眠れないのは、やはり身体の症状を悪化させることが多いですから、軽い睡眠薬を出してみます」と話した。

山井さんのようなタイプの病気（これは後に具体的に述べる）は、必ず心身両方の症状が出ているものであって、その中で**取りかかりやすい症状の治療から行なうのが常道**なのである。

特に、**不眠は比較的治療のしやすい症状**である。

昔と違って現在は、副作用や習慣性のほとんど問題にならない優れた睡眠薬が出ている。それを用いることで睡眠が改善し、多少なりとも身体の症状も改善することが多いのだ。

素朴で単純なだけに頑固な思い込み

ともかく、このようにして山井さんと私のつきあいは始まった。

まず、とりあえずの睡眠薬で不眠は改善され、その分については満足が得られたようだが、他の身体症状はなかなか良くならなかった。

私は緊張感を取る意味で、多少の抗不安薬（不安を和らげる目的で用いる、いわゆる「安定剤」）や、慢性的な身体不調に多少の効があると言われている漢方薬などもいくつか用いてみたが、効果はほとんどなかった。

最初の診察で話したように、身体のことは棚上げにして心の悩みや身の周りの状況などに話をもっていこうともしたが、山井さんは自分の身体の話にしかまったく乗ってようとしなかった。そして、いつも身体の病気に対する不安に話が至った。それに加えて、「心が大事というのは、結局気のせいと思われているんだろう」という不信感も続いているようであった。

私はこの不信感を解消する目的と、念のため、という意味もあって、考えられる検査をいろいろと追加したり、他の科にも診察してもらったりしたが、やはり異常は出なかった。それでも山井さんの「悪い病気が隠れているのではないか」という心配はまったく変わらない。

それは**「こんなに症状がいろいろあるのだから、病気に違いない」という素朴な考え方**に基づいていた。素朴で単純なだけに、なかなか頑固なのである。

この頑固さの前には、「身体の病気がなくても、心が原因で症状が続くことはあるんですよ」という説明はまったく説得力をもたない。そもそも医者というのは、患者の症状を治せなければ、何を言っても信用されないという面があるが、これは患者サイドからすれば至極当然のことである。

このような場合、精神科医としてはどのようにアプローチすべきか？　これには時間をかけることが必要なのである。頑固さを急に変えることは無理だ。急に変えようとするのは、焦りにつながり、焦りはさらに事態を泥沼化させる。

時間がかかっても、このような状態は必ず解消することを信じて、**身体から心へとゆっくりと舞台を移すことが基本戦略**なのだ。

「自律神経失調症」の診断は「よくわかりません」と同じ

しかし、ついに山井さんは私の外来に来なくなった。残念なことではあったが、楽にしてあげていない以上、それも無理もないかな、他の病院にかかってもよいから治ってくれればなー、と思いつつ、私も山井さんのことはしばらくすると忘れていた。

それから四カ月が経った。山井さんは私の外来に再び現われた。

「先生！　しばらくご無沙汰しましたが、私の病名がとうとうわかったんですよ」と山井さんは言った。

私は「そうですか。どんな病気でしょうか？」と言いつつ、内心「何か見落としていたのか！」とドキッとしていた。

山井さんは意外にも、晴れ晴れとした表情で「**自律神経失調症**だったんですよー」と述べ、ここ四カ月の経過を話してくれた。

山井さんは私のところではこれ以上治らないと感じて、また医者巡りを始めた。何カ所目かの病院で、「これは典型的な自律神経失調症です」と内科医に言われた。「自律神経が失調するために起こる病気です」とその医者は教えてくれた。

そして、「では治療はどうすればよいのですか？」との山井さんの問いに対して、「この症状は取りにくいんですよ。内科より精神科にでも行ったらどうですか？」と答えた。

山井さんはその答えを聞いて、「ついに病名がわかった！」と、まずは長年の胸のつかえがとれたように感じた。そこで私のことを思い出して、「あの医者は診断できなかったけど、親切そうだったから、病名を教えてあげれば治してくれるかもしれない」と思って、舞い戻って来たのだった。

私は苦笑せざるを得なかった。**「自律神経失調症」という診断は、結局「よくわかりません」と言っているのとほとんど同じ意味しかない**のだ。

この病名は、症状が頑固に続くのにいろいろ検査しても異常がまったく出ない時に、言わば苦しまぎれにつける呼称なのである。

「根拠」がなければ病名は何とでもつけられる?

症状が続くのに検査で異常が出ないというのは、医者にとってけっこう困った状態だ。「異常がない」という事実だけを伝えればよさそうなものだが、それでは「症状がある」ということの説明にならないし、医学的に異常がないのでそれを治す方針も立たない。

この場合に、山井さんが最初の頃に言われたように、「気のせいですよ。気にしすぎるからいけないんですよ」という決まり文句がよく登場するのである。

この事態に一応のケリをつけるもう一つの方法は、何かその状態に名前をつけることである。「自律神経失調症です」というのがまさにそれであって、とりあえずここで病名がついたことになる。

しかし、実は診断したことにはならない。別にそれを積極的に診断できる検査法があるわけではないし、自律神経が障害されているという所見があるわけでもない、ましてそれを治す特効薬があるわけでもないからだ。

その意味では名前はどうでもよいのであって、「自律神経失調症」ではなく、「不定《ふてい》愁訴《しゅうそ》症候群」ということでもよいし、「意味不明状態」でも、「ぐだぐだ病」でも、極端に言えば「なんじゃもんじゃ病」でもよいのだ。

これは別にふざけて言っているのではなく、**根拠がなければ名前は何とでもつけられる**ということが言いたいのである。


そもそも難しそうな名前をつけるだけで、ある事態の原因がわかったように錯覚するということは、よくあることだ。

たとえば、ある機材が古くなって故障した。なぜ古くなって故障したのだろうということになって調査が行なわれ、それは「『機材劣化現象』によることがわかった」と発表された。皆「そうだったのか」と納得したとしても、考えてみると「古くなった」ということを言い換えただけで、真実は何もわかっていない。

原因の不明確な病態に名前をつけるというのも、これと同じようなところがある。さらに病気の場合、病名がわかることによって、これで治療もできるかもしれないと期待がふくらむという面も出てくるが、具体的な治療法が提供できない以上、実際にはその病名の価値は非常に低いものにならざるを得ない。

自律神経失調症という名前も、全身に張り巡らされている自律神経がやられているので、こんなにいろいろの症状が出るんだろうというイメージでつけられているだけで、そこが失調しているというのは、一つの比喩《ひゆ》か、言葉の置き換え以上の意味はないのだ。

病名がつくと少しはスッキリするものの…

しかし、患者にすれば違った受け止め方をする。当然、この名前を聞いて、「自律神経が障害されている病気だったのだ」と思う人もいるが、たいていはそこまで深く考えない。ただ「何か病名がついた！」と思うのである。

この病名をつけられる人は山井さんのようにあちこち医者巡りをして、「異常がない」「よくわからない」とはっきりしたことを言われないままに苦しんでいる人が多いのだが、そこで明確に「診断が下された」結果、喜ぶと言っては語弊《ごへい》があるが、少なくとも少しスッキリするという面があることも確かだ。

私は自分に何か見落としがあったのかとドキッとしたと言ったが、この病名を聞いて今度はがっかりした。

山井さんはそんな私の思いにかかわりなく、言葉を続けた。「なぜこの病気がもっと早くわからなかったんでしょうか。いえ、先生を恨んでいるんじゃないんですよ。きっと診断が難しい病気なんでしょうから……。でも、もっと早くわかっていれば、こんなに長く苦しまなくてもよかったかもしれないと思うと……悔やまれます」

そして「今からでも、自律神経失調症の治療をしてください。この病気の治療は精神科でできるんだそうですよ」と切り出した。

私はすかさず、「自律神経失調症というのは、検査しても異常がないのにいろいろな症状が長く続く場合に、仮につける名前なんです。これは体質的なもの、ストレス、それに心の状態が大いに絡んでいる状態ですから、そういう面を考慮に入れて治療を続けましょう」と説明した。

しかし、この私の言葉に山井さんは不満のようであった。

「あのー……内科の先生は自律神経の病気だとおっしゃいました。自律神経の治療をしてくださいませんか」

私は「いえ。まあ、病気というふうに考えてもよいとは思いますが、それには心が大いに関係ある。それを含めて治療しようということをお話ししているわけです」と答えた。

しかし山井さんは引き下がらない。

「はあー、それでは前に先生がおっしゃっていたことと、ちっとも変わらないじゃないですか。病名がわかったんですから、その治療をしてくださいませんか？」

私は思わず答えた。

「内科の先生が精神科に行きなさいと言ったのは、やはり心のことも含めて考えるべきだということだと思いますけど……」

山井さんは、もう私の説明を本気に聞いてはいなかった。

「あの……大変失礼な言い方ですが……自分が見つけられなかった病気を他の先生が発見したので、先生としてはおもしろくないというお気持ちがあるのはわかりますが……内科の先生に一度お電話でもしていただいて、自律神経失調症の治療法をよく聞いていただけませんか？　私としては、ここで治してほしいという気持ちに変わりはございませんから」

あとはひたすら「自律神経、自律神経」と、自分の主張を繰り返すばかりであった。

深く真実を考えるよりも「免罪符」に頼ってしまう心理

私はこの段階で、山井さんがレッテル型ぐるぐる思考に陥っていることに気づいた。その構造は図⑩のようにまとめることができる。自律神経失調症という、解決に結びつかないレッテルにぐるぐるとふり回されているのだ。

ではなぜ、山井さんはこのレッテルを貼ってしまったのか、少し考えてみよう。

私が診察の最初から説明しようとしていた（それはうまくいかなかったわけだが）ように、山井さんのような症状は、**心に目を向けることによって初めて解決できること**が多い。日常生活、生き方、人間関係のあり方、ものの考え方などを見直してみることが大事なのだ。

しかし、**心の治療はインスタントな効果が期待できないため**、心ではなく身体のど

図⑩　山井さんのレッテル型ぐるぐる思考

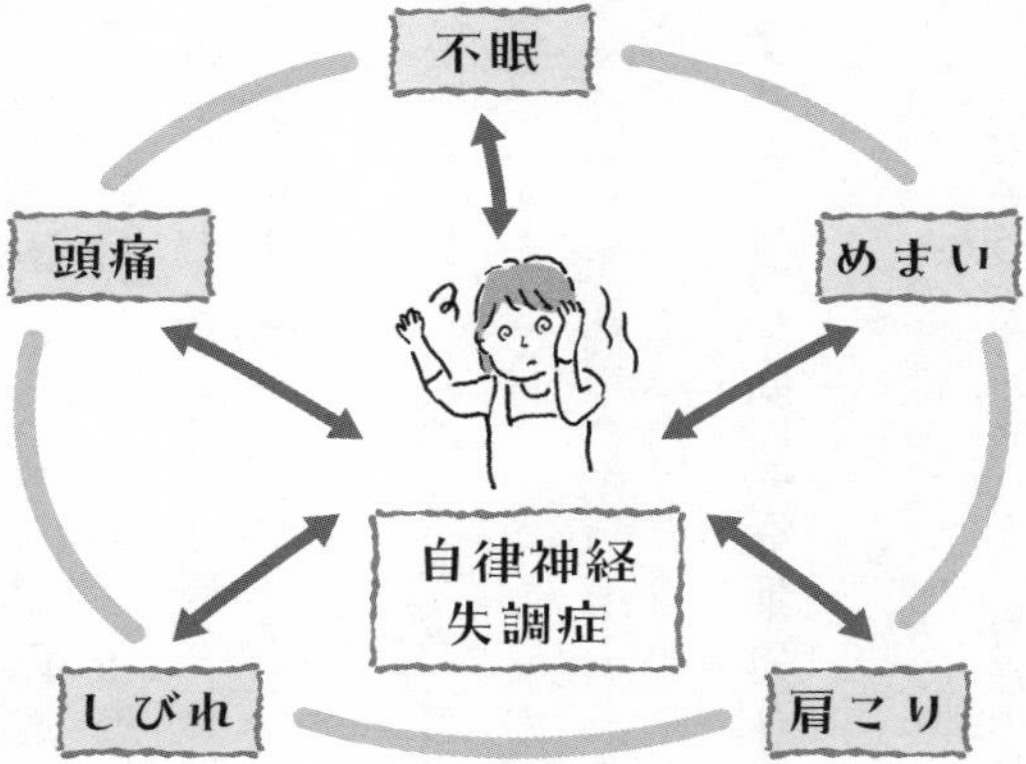

こかに原因があるかのような診断名に飛びついてしまったのである。それが「心に目を向けたって仕方ないですよ。あなたにはどうしようもないのです」というメッセージに受け取れたからだ。

この仕組みは、この章の最初にあげた「顔がゴツい」「品がない」「気が弱い」といったレッテルと同じことである。

レッテルは「どうしようもないのだ！」という絶望感にもつながり得るが、反面で「これで楽になった」という気持ちも出てくる。病名であればなおさら、何か**免罪符**《めんざいふ》**を得たような心理**にもなるのである。

こうしたレッテルを自分に貼ってしま

うと、それを軸にものを考えるようになる。すると他の考えを受けつけなくなって、輪から抜け出せず、ぐるぐると回る構造となるのだ（何があってもどんな症状が出ても一つのことに結びつけてしまい、事態に合わせた柔軟な考えができないという意味では、過去こだわり型ぐるぐる思考と似ているが、現在のレッテルがすべてをふり回し、そこで空回りしている点が異なる）。

こうなると、**レッテルはまるで呪文《じゅもん》のように作用する**ようになる。呪文は実際には解決をもたらすものではないが、それが短い言葉であるだけに説得力があり、深く真実を考えるよりも、簡単に納得してしまえるためである。

レッテルという「呪い」を無効化するには

さて、山井さんの間違ったレッテルをどう扱えばよいだろうか？　こんな時、私は力ずくではがそうとするよりも、**現在のレッテル上に実際に機能するレッテルを重ね貼りする**方法を取ることがある。**呪文の上にお札《ふだ》を貼って、呪《のろ》いを無効にするような**

イメージである。

私は山井さんに対しては、**「身体表現性障害」**というレッテルをお札として貼ろうと考えた。これは「自律神経失調症」などと違って国際的に広く用いられている病名だし、**「心への気づきが病気を治す」というニュアンス**が含まれているので、今回の治療に有用と考えたのである。

山井さんにはこの病名を提示する前に、まず一つの病気に同時に二つの病名がつくことがあり得ることを理解してもらわねばならない。

この目的で私がよく使う二つの病名とは、**「場所病名」**と**「原因病名」**である。「場所病名」とは病んでいる身体の場所を示す名前、「原因病名」は原因が何かを示す名前と考えてほしい。

たとえば風邪の場合、「場所病名」は「上気道感染症」である。上気道、つまりのどや扁桃腺《へんとうせん》などの呼吸器官系の上部にある部分が病んでいることを意味する。

これに対して、「原因病名」は「風邪ウイルス感染症」である。ウイルスに感染したことを意味する。このように、風邪という病気にも、観点により同時にこの二つの病名をつけることができるのだ。

　山井さんにもこの方法を使ってみることにした。

　私は、「場所病名」「原因病名」についてゆっくり説明したうえで、山井さんに言った。

「山井さんの『場所病名』は、自律神経失調症でよいとしましょう。なにしろ自律神経という場所が病気になっているということですから」

　山井さんは私のこの言葉で、かなり満足したようであった。そこで私はすかさず言った。

「それで、『原因病名』の方は『身体表現性障害』というんですよ」

　山井さんは、私の次の言葉を待った。

「これは『心から身体の症状が出てくる病気』という意味です。これが原因ですから、これを正すことが自律神経失調症を治すということになるわけです。これこそが、私がずっと言い続けている、**心と身体の両方をみる**ということなんですよ」

　もって回ったような言い方かもしれなかったが、私はこのようなことを山井さんに時間をかけて説明した。山井さんも私の一生懸命の姿勢に感じるところがあったのか、「そういうことでしたら、治療は先生に任せます」と言ってくれた。私は思わず山井さんと握手したいくらいの気持ちであった。

「心」と「身体」のつながりについて知っておきたいこと

ここで「原因病名」として説明した**「身体表現性障害」**は、一般の人にはほとんど知られていないと思う。

しかし、実際には非常に多い病気であって、実は**内科や婦人科、整形外科などの身体科を受診する人の中で一番多い病気**という説もあるくらいだ。

そのくらい平凡な病態ではあるが、これが病気としてまとめて考えられることはあまりなく、そのため治療法や対策も本格的に研究されてこなかった。四十年くらい前から、国際的に共通の病名として身体表現性障害という言葉が用いられるようになり、日本でもしだいに一般化してきている。そして、世界的にもこの病態に対する研究が始まりつつある。

身体表現性障害の発生には、心と身体のつながりが大いに関係している。不安で仕方ない時にはドキドキと心臓の鼓動が速くなるし、偉い人と会ったりして緊張したら汗が出てくる。ストレスを感じると下痢したり、逆に便秘したりする人もいる。

これらは誰しも体験として知っている、心が身体に影響を与える例である。

こういった**心身のつながりは、多くの場合、自律神経を介して行なわれる**。だから、心が原因で生じる身体的な変化は「自律神経症状」と言われるわけだが、この変化自体は正常の生理反応であって病的なものではない。そのため、これを「症状」というのは本来、変な言い方なのである。

まして、自律神経症状がしつこく出たからと言って、それを「自律神経が失調している」とするのは間違っている。むしろ、これはきわめて正常な反応が出ていると解するのが正しい。

問題とすべきは自律神経ではなく、その大本《おおもと》になっている心の方であるということというのが、私の身体表現性障害に対する基本的な考えなのだ。

五つの身体表現性障害

身体表現性障害は微妙に異なるいくつかのサブタイプに分かれていて、主なタイプは五つある。身体化障害、転換性障害、心気症、疼痛《とうつう》性障害、鑑別不能型身体表現性障害である。それぞれの診断基準については178～179ページの表⑦に示した。

身体化障害というのは「若い時から、実際には何の身体の異常もないにもかかわらず、いろいろな病気を思わせる身体不調がずっと続き、それゆえにほとんど社会適応ができていない人」ということである。

表の基準の中に「心理的な異常」という項目は入っていないものの、性格やストレス、家庭的な要因などが大きく絡んでいることは明らかである。身体表現性障害の中では最も重症といってよいタイプだが、かなり特殊なケースであり、数はそれほど多くない。

転換性障害というのは、「神経疾患とそっくりだが、実際には心理的なもので起こっている」というもので、古くから「ヒステリー」と呼ばれていた病気が該当する。「神経疾患」というのは、脳梗塞《のうこうそく》や くも膜下出血、脳出血、あるいは特殊な変性疾患（神経が何かの原因で変質して、働かなくなる病気）によって、身体の一部が動かなくなったり、知覚が麻痺《まひ》したりする病気の総称である。

転換性障害の場合、診断基準の中にはっきりと「心理的なものが関係している」と書いてあるのが特徴である。

一番典型的なのは、たとえば失恋とか自宅の火事、目の前で人が殺されたといった何か大きなショックを経験して、その後しばらくの間、足が麻痺して歩けなくなるケースである。また、嫌なことが長く続いて、声がまったく出なくなる失声症などもこの類だ。

これらは精神的ショックの影響であることは明らかであり、通常は時間経過とともに数カ月で自然に治っていくものである。しかし、性格的な要素が絡んでいる場合などには、非常に長期にわたることもある。

このようなケースの発病率は、文化・文明の進展の仕方と大いに関係があるとも言われていて、古代社会では頻発《ひんぱつ》したが、現代的な社会ではあまり見かけなくなったとも言われている（ただもちろん、こういう状態を示す人が原始的というわけではない）。

心気症は「病気ノイローゼ」のことだ。

別に病気ではないのに病気だと思い込んだり、病気にかかるに違いないとひどく心配して、社会生活に支障が出るケースである。一番多いタイプが「癌《がん》ノイローゼ」だろう。癌は恐い病気というイメージがあり、癌の初期症状はこうだという啓蒙《けいもう》記事があちこちに出ているので、自分にちょっとでも当てはまる症状があると、「癌だ。癌になった。癌なのだ」とオロオロする。

ただ、ちょっと心配するといった程度ではなく、やたら病院巡りをしたり、身体を心配すること以外に関心がほとんどなくなったりするなど、重大な社会機能障害が出ている場合にのみ診断する。そのように診断をしぼったとしても、身体表現性障害の中での頻度はかなり高い。

表⑦ 身体表現性障害の各タイプの診断基準

いずれもAからC、またはAからDの項目を
すべて満たす場合、診断される。

身体化障害

A 30歳未満で始まり、数年にわたり持続。このために社会適応ができていない。

B きちんとした検査を行なっても、身体疾患が見つからない。

C これまでの経過の中で、症状として以下に書いたもののすべてを経験したことがある。
・4つの部位(頭、腹、背中、四肢など)の痛み。
・2つの胃腸症状(痛み以外。吐き気、腹が張る、下痢、便秘など)。
・1つの性的異常(性的無関心、月経不順、インポテンツなど)。
・めまい、麻痺、飲み込みにくい、声が出ない、尿が出ない、知覚を感じない、けいれん、物がだぶって見えるなど、神経疾患を思わせるような症状が1つ以上。

転換性障害

A 神経疾患を思わせるような感覚障害(知覚を感じないなど)、手足の麻痺などがある。

B 症状の始まりに、ストレスや心理的な要因が絡んでいる。

C このために社会での機能(仕事、学業など)に障害が出ている。きちんとした検査を行なっても、身体疾患が見つからない。

心気症

A 身体症状が何か重篤な病気にかかっているためではないかととらわれていたり、重篤な病気にかかるのではないかとひどく心配する。

B きちんと検査して、大丈夫ですと言われても、その心配、とらわれが解消しない。

C このために社会での機能（仕事、学業など）に障害が出ている。

D 6カ月以上、続いている。

疼痛性障害

A 1つ以上の場所の痛みが続く。

B 症状の始まりに、ストレスや心理的な要因が絡んでいる。

C このために社会での機能（仕事、学業など）に障害が出ている。
（この障害の場合、身体的な病気の有無は基準に入っていない）

鑑別不能型身体表現性障害

A 1つ以上の身体症状。

B きちんとした検査を行なっても、身体疾患が見つからない。

C このために社会での機能（仕事、学業など）に障害が出ている。

D 6カ月以上、続いている。

・米国精神医学会の基準（『DSM-Ⅳ 精神疾患の診断・統計マニュアル』高橋三郎ほか訳／医学書院／1996）を基に簡略化して作成したもの。なお、「身体表現性障害」は、「身体症状症」と呼ばれることも多くなっているが、その意味は同じなので、この本では従来どおり「身体表現性障害」としている。

疼痛性障害は、心理的な要因で身体のどこかに持続的な痛みを訴えるもので、最近増えていると言われる。特に多くなっているのは、初老期や中年期の女性の「舌痛《ぜっつう》症《しょう》」である。これといった原因がないのにいつも舌がひどく痛むというものだ。

なぜ女性に多いのか、中年以降にのみ出現するのかは明らかではないが、心理的な要素が非常に大きく絡んでいるとされる病態である。

また、疼痛性障害の場合は他の身体性障害と違い、身体に病気があっても基準に当てはまれば診断できることになっている。

例をあげると、それほど悪くない腰のヘルニアがひどく痛み、特に会社で嫌な上司の顔を見ると、とたんにひどくなるといったケースである。このような場合は「精神的な要素で本来の症状がひどくなる」ととらえ、身体表現性障害として考える。

最後の**鑑別不能型身体表現性障害**というのは、これまで述べた身体表現性障害に該当しないその他のケースであるが、実際には、身体表現性障害の大半がこれに該当する。

なぜなら、検査してもはっきりした異常がないのに身体症状が続く、しかし心気症でもないし、身体化障害ほど多くの症状はない、症状は痛みに限らない、心理的な誘引が必ずしもはっきりしない、といったケースは皆ここに分類されるからである。

さて、山井さんはどの分類に当てはまるであろうか？　すでにおわかりのように、これは「心気症」の典型例である。

山井さんの場合、何か病気ではないかとの心配が中心で、いくら合理的に説明しても納得しない。そのことに考えがとらわれっぱなしであることなどから、明らかに心気症と診断できるのだ。

「家庭状況」が心に与える多大な影響

「治療を任せます」と言ってくれた山井さんだが、自律神経へのこだわりは簡単になくなるものではなかったし、あいかわらず話のほとんどが「あちらが悪い。こちらがつらい」といった身体の訴えで占められていた。

私は毎回、診察の前半部分は「自律神経失調症の治療」ということにし、山井さんの身体症状をひたすら拝聴し、後半部分は「身体表現性障害の治療」ということにして、現在の家庭状況から話してもらうことにした。

と言っても、取調べをするように家庭状況を聴取するのではない。やはり「現在、いろんな身体の不調で苦しんでおられますが、そのことをご家族はどう受け止めておられますか？」と聞くのが取っかかりである。

よくいたわってくれるのか？　あるいはうるさがっているのか？　まったく無関心で取り合わないのか？　などなど。

特に、配偶者がどのような態度なのかは最大のポイントだ。これを聞くことから家庭のいろいろな状況が見えてきて、治療にも活かせるのである。

「夫は結局、いつも自分のことしか考えていない」

山井さんは現在、夫と二人暮らし。夫婦には三十二歳の独身の一人娘がいるが、三年前からシンガポールの会社で働いていて、ほとんど家に帰ってくることはない。夫は「実業家」で、現在新しい商売を始めるべく準備中だという。家庭内に非常に大きな問題はなさそうなのである。

ただ、山井さんの症状に対しては、夫は「あまり相手にしてくれない」というのが実態であるようだった。まあ、基本的に山井さんは若い時から身体不調を訴えることが多かったので、「また何か言っているな」程度の反応しかなく、本物の病気として扱ってくれない、ということである。

しかし、山井さんはそのことを特別に問題視しておらず、「夫も自分の生活がありますからね」とだけ述べ、それを当然のことと受け止めている様子だった。

私はその言葉から、夫婦間の隙間《すきま》を感じないでもなかった。夫と自分の生活を別のものと認識しているということである。


やがて山井さんの夫、山井作夫さん（仮名・六十四歳）はかなりクセのある人物であることがわかってきた。

夫は実業家というが、いつも「自分の夢を追う」と言って、次々と商売を始めるものの、そのほとんどがまともに成功したことがなかった。その商売というのもラーメン屋だったり、電気部品店だったり、釣り道具屋だったり、一貫しない。

もともと親の資産がある程度あり、当初は兄弟からの援助もあったからできたことだったが、それもしだいに相手にされなくなり、失敗するたびに当然ながら生活は苦しくなった。

それでも同じパターンの失敗を繰り返し、懲《こ》りることがない。おまけに商売のつなぎに「資金調達」と称して、競馬や宝くじに手を出すといった多少ギャンブル狂の側面もある。いや、商売のやり方も計画性がなく、これ自体もギャンブルに近い感覚なのだった。

山井さんは夫が商売を始めるたびに、必死で手伝ってきた。夫が商売へのロマンを雄弁に語るのを聞くと、この人の夢を実現させてあげたいという気持ちもあったし、それに女遊びをするわけでもなく酒も飲まない、まじめに仕事に取り組むタイプの人間のように見えたからである。

しかし、商売の失敗が続くにつれ、夫は仕事熱心というより、地に足のついたことができないギャンブラー的な人間であることがしだいにわかってきた。

手伝ってきた山井さんへのねぎらいの言葉も詫びの言葉もほとんどなく、あったとしてもまったく空々しいものであることにも寂しさを覚えた。と言うより、**夫は結局いつも自分のことしか考えていないことが、身にしみてわかってきた**のである。

そこで山井さんは途中から夫の手伝いをやめ、パートで勤め始めた。パートと言ってもかなり熱心に取り組んだ。山井さんはなかなかに有能な働き手だった。かなりの収入になったが、それでも生活は楽とは言えなかった。

しかも、山井さんには必死で取り組む対象がもう一つあった。子育てである。山井さんは娘に教育だけは受けさせようと思った。夫は教育にはまったく不熱心であった（何しろ自分のことしか考えていない）ので、山井さんはほぼ一人で娘の学費を捻出《ねんしゅつ》し、私立の進学校に入れ、さらに難関大学に入れた。

山井さんの考えはこうであった。

「娘には教育を受けさせ、立派な男性と結婚できるような女性にしてやりたい」

それは明らかに、不幸な自分の結婚生活をふまえてのことである。そして山井さんには「学歴」という意味では、その布石が打たれたように思えた。

娘にも期待を裏切られ「完全に取り残された」思い

しかし、娘が大学を卒業する頃から状況は変わってきた。

手塩にかけて山井さんが育てただけあって母には素直な娘であったが、就職先を外資系の商社に選ぶと、社内選抜でアメリカの大学に留学することを決めてきてしまった。山井さんには、これはいくら何でもやりすぎだと思えた。そこで、山井さんの古い考えの本音が出た。

「あなたねー、女があんまり勉強したってしょうがないよ。女はね、学問もいいけど、結婚が一番大事だからね」

だが、娘にはこの考えはまったく通用しなかった。娘は完全にキャリアウーマン志向になっていて、さっさとアメリカの大学へと旅立っていった。

夫はこれには特に反対もせず、「やりたいこと、やらせたらいいじゃないか」と理解のあるようなことを言った。しかし、山井さんにはそれは評論家的な感想にしか聞こえず、やはりこの人は家族とはどうあるべきかなど、これっぽっちも考えていない、自分のことにしか関心がない人なんだとの思いがさらに強くなった。それでも、山井さんは二年間を耐えた。

娘が帰ってきたら、今度こそ職場で素晴らしい男性に知り合って、幸せな結婚をしてくれるに違いない。何しろ一流企業なんだから、との思いで待ったのである。

しかし、その後も山井さんの期待は裏切られ続けた。あいかわらず夫は商売の準備と称してぶらぶらと過ごしていることが多い。娘は二年が経って帰国したが、仕事に打ち込むばかりで、ちっとも結婚する様子がない。娘が忙しいこともあって、家庭の中の会話もほとんどなくなった。


そうするうち、さらに山井さんにとってショックな事態がやって来た。娘が会社を辞め、シンガポールの会社に就職すると言い出したのである。

前から海外取引の担当でシンガポールにはしょっちゅう出張していたが、現地の会社にスカウトされたのでシンガポールで国際ビジネスウーマンとしての自分の実力を試してみたいと思ったのだと言う。これは山井さんの理解をはるかに超える発想であった。しかも自分には何の相談もなかった。

山井さんは必死で反対したが、説得に使った言葉がまったく逆効果であった。それは「あんた！　ホントに婚期を逃すよ！」というものであったが、娘は話にならないといった表情を見せると、以降いっさい口をきくことすらなく、さっさと一人でシンガポールへと赴任していった。例によって夫は「まあ、好きなようにさせるしかあるまいて」という調子であった。

山井さんは**完全に取り残された思い**だった。自分が必死で娘に教育をほどこしたのが、こういう結果を生んだ。裏目に出た。そう思うといたたまれなかったが、その思いをぶつける相手もいなかった。夫はもちろん、何の頼りにもならなかった。

山井さんが愚痴っても、「まあ、しょうがないな。それより、携帯電話の販売店を始めようと思うのだが、どうだろうかな」と、自分の関心の方に話をそらしてしまうのだ。

こうするうち、山井さんは自律神経失調症、いや身体表現性障害に苦しむようになってきたのである。

身体が心の代わりに「叫び」をあげる時

山井さんは明らかに孤独だった。夫とは夫婦の体《てい》をなしていないほど心のつながりがなく、頼みの娘にも見捨てられたような形である。それも自《じ》業《ごう》自《じ》得《とく》だと思えてしまう。しかも、この孤独は癒されることがない。

山井さんはこれまで必死で働いてきて、これといった趣味とか道楽といったものがなかったし、親戚や友人に愚痴を言うことは「みっともないし、自分がみじめになるだけ」と思えて、とにかく一人でじっと耐えることしかなかった。

このような時に、身体の症状が次々出てきたのだが、それはあたかも**「身体が心の代わりに叫びをあげた」**かのようだった。

身体表現性障害で生じる身体症状について、**「器官言語」**という考え方がある。これは**「心が原因で身体症状が出る場合、その時の症状は心の叫びを象徴している」**という説である。

この考え方を当てはめれば、山井さんの頭痛は「夫の勝算のない商売がいつも頭痛の種だ」ということを表現しているように思えたし、めまいは「目のくらむような娘の飛んだ行動」、吐き気は「ムカツク夫の自分勝手さ」、動悸は「次に何が起こるか、ドキドキして待つしかない不安」、身体のしびれや冷感は「家族の冷たい仕打ちへのやるせなさ」、便秘は「解決法のない閉塞感《へいそく》」をそれぞれ表わしているように思えた。

ちょっと駄洒落《だじゃれ》のような感じがするかもしれないが、私の臨床経験から言っても、こういった解釈はかなりの妥当《だとう》性がある。

たとえば、家庭内で深刻な嫁姑問題を抱えていた女性は、夫を巻き込むことに罪の意識を感じ、愚痴るのを我慢していたら声が出なくなってしまった。つまり、この人にとって失声症は「自分がしゃべってはいけない」という気持ちを表わしていた。

性格的にまったく向かない営業職を担当させられていた人は、長年吐き気で苦しんでいた。この人にとって「吐き気がするほど嫌な仕事」が、文字どおりの吐き気を生んでいたと考えられる。

原因不明の全身のひどい痒《かゆ》みに襲われた人は、近所の人とのトラブルが続き、引っ越すにも引っ越せず、「身体をかきむしりたくなるくらい」苦しんでいたという例もある。

そして、**山井さんの身体は「夫もひどい。見捨てた娘も理解できない。この先、ど**

うなるか。どうしようもない」と語っているのである。

もちろん山井さんは、けっして自分で意識してそのような症状を出していたわけではない。例としてあげた人たちも同じなのだが、「不平や不満をはっきりと口に出したい、出せればどんなに楽になることか」という思いを何とかして抑え込み、意識の世界に上らないように努めていた。それが山井さんなりの必死の防衛であり、長年の習い性でもあった。

しかし、それにはやはり無理があり、その無理を身体が代弁してくれたとも言えるのである。

「無意識の世界」に押し込めた心理とどう向き合うか

私がこのような山井さんの症状をどうやって治したか、説明をしていきたい。それは多くのレッテル型ぐるぐる思考の治療にもつながるものだからだ。

山井さんがいったんは私のもとを去ったことからもわかるように、その治療は容易ではない、時間のかかる作業だった。しかし、山井さんが身体表現性障害という病名を曲がりなりにも受け入れてくれた段階で、確実に前進し始めたのである。

まず最初の段階は、再三述べてきたように、**身体から心へと関心の舞台を移すこと**である。患者は必ず身体症状を示している。どこに行く時も、それを通行手形のように提示することにより、無意識のレベルで自分を主張する。

症状は心の叫びだが、本人はそれを自覚できない。いや、自覚したくないのだ。自分をアピールすることはやるべきでないと思っていたり、アピールするには自分は力不足であると感じていたり……まあ、自分に対する自信が基本的にはない。

そこで身体が代わって主張しているわけだが、このような構造を指摘して、「あなた、もっと言葉とか態度で自己主張しなさい」と言っても、なかなかうまくいかない。**無意識の世界に押し込めた心理をズバリと指摘されれば、痛いところに触れられた形となって、感情的な反発が生じる**こともある。

せいぜい「そんな簡単なものじゃない」「話せばわかるくらいなら、苦労はいらない」という反論が起こって、行動の修正はできない。

この場合、身体のことは無視するのではないが、いったん棚上げにして実際の生活上の悩みや状況のことを話題にする。それもゆっくりと行なう。そうするうちに、しだいに舞台は心へと移ってくる。すると、やがて**その人の背景にある孤独の実相**が浮き彫りにされることが多い。

山井さんの場合にも、このような方法を取ったことはすでに見てきたとおりである。

山井さんの置かれた状況を私が知ることができたのも、もちろん山井さんが少しずつ語ってくれたからだ。

第三者、特に心の健康の専門家に「語る」ということは、単に「愚痴った」ということ以上の効果をもたらす。つまり、**語るだけで「心は心として叫びをあげた」のであり、その分身体の役割が減る**のである。実際不思議なことに、ここまでの情報を私が得た段階で、身体の症状はかなり軽くなっていた。

やや「遠ざかった視点」から自分の孤独を見定めてみる

しかし、それだけではもちろん本質的な改善にはならない。**孤独をどう取り扱うかが中心的命題**である。孤独とは、**対人関係のあり方**にかかわる問題だ。

人間は大勢の人の中にいても、なおかつ孤独であり得る。周りに問題がある場合も、自分の受け止め方に問題がある場合もある。また、対人関係というのは文字どおり「やりとり」だから、周りと自分のやりとりの中で傷つけあって、孤独になっているという構造もある。これらをやや遠ざかった視点で客観的に見定め、自分の対人関係を見直してみることが孤独対策の第一歩だ。

山井さんの対人関係のポイントは、もちろん夫、それに娘との仲である。この二人との関係を見ると、家族でありながらコミュニケーションがうまく取れていないことが感じられる。だからこそ、身体が代わりを務めようとしたわけであるが、その身体の試みも成功してはいない。

つまり、**身体表現性障害がなぜ起こるかをつきつめて考えると、何らかの事情で自己主張ができない人が周囲の注意を引きつけるため**、という意味があるはずなのだが、山井さんの場合、いくら身体が大声をあげても、夫も娘も一向に注意を向けてくれないのである。

すると身体の方にすれば、まだ声のあげ方が足りないのかと、さらに症状を出してくる（何しろ、身体はそれ以外の方法をもっていない）。

しかしそれでかえって、うるさがられてコミュニケーションがうまくいかなくなる、という種のぐるぐる構造につながっている。ここは身体に少し休んでもらって、それ以外の方法でコミュニケーションを取る工夫が必要だ。

相手からの反発を受けずに自分を主張するには

先に「自己主張しなさい」というアドバイスはうまくいかないことを書いた。山井さんの身体のように、対人関係の構造を無視して主張ばかりしても、反発を食らってうまくいかないのだ。しかし、現状をある程度分析したうえで、焦点をしぼった主張をすれば、有効なコミュニケーションになり得る。

山井さんと夫の関係は冷え切ったものと言えるだろうが、若い時には二人で仕事をやり、協力関係にあったこともある。それがたび重なる夫の失敗で、山井さんの方が見捨てるような形で、お互いわが道を行くようになったのである。

山井さんが夫を無視して仕事でがんばるほど、家庭内離婚のような状態になったのだが、私はこのような構造を夫がどう思っているのかを知りたいと思った。

夫は必ずしも打撃を受けていないのではないか。夫の冷たい人間性からすれば、一人で仕事ができて、むしろ喜んでいるのではないだろうか。

私は山井さんに「ご主人は現在始めようとしている新しい商売を、本当は手伝ってほしいと思っているのかどうか」「もし手伝うと言ったら喜ぶかどうか」を探ることを勧めた。

しかし、山井さんは「それは聞かなくてもわかっていますよ。いつも『手伝ってくれたらなー』と言いますからね。でも、あの人と仕事をするのは、もうこりごりです。この年であの人に合わせて生きるようなことはしたくない」ときっぱり拒否した。

私の考えは、別に山井さんに夫の軍門にくだれと言っているわけではなかった。夫とのコミュニケーションを取り直すきっかけがここにないだろうか、と考えたのだ。

次に私が「では、ご主人と離婚するのはどうですか」と問うと、山井さんは「今さら離婚も大変です。これまでやってきたんだから」と言う。これは山井さんの本音であろう。

となると、やはり何とかコミュニケーションの再確立をするしかあるまい。

私はその手段として、条件闘争をする案を提示した。

つまり、「夫の仕事を手伝ってもよいが、それには私の身体が良くなることが必要です」と話してみることを提言したのである。身体が主張していたことを言葉のコミュニケーションに置き換えたというわけだ。

山井さんは気乗りしないまま、これを夫に話してみた。夫は久しぶりの妻からの前向きの言葉に喜んで、「ではどうやれば、身体が良くなるのだ」と乗り出してきた。山井さんは「病院に一緒について来てくれること」ととっさに応えた。これはなかなか良い判断だった。

こうして山井さんは夫婦で私の外来に現われるようになった。私は診察のたびに身体の話をする一方で、夫婦のコミュニケーションの大切さも説明し、商売のことはよくわからないが、それが現実的にできるのかできないのかを夫婦で話し合って決めるべきではないかと伝えた。

そして、その時私が気づいたことは、山井さんの口から聞く夫像は人間性に欠けた異常人格のように思えたが、実際の夫はけっして物わかりの悪くない、温かみもある人物だということである。私は、これなら夫を巻き込むことにより、治療がさらに進展するかもしれないという感触をもった。

実際、これを機会に夫婦のコミュニケーションは飛躍的に高まりホットな議論が続いたが、それは病気の話ではなく、もっぱら商売を巡る話であった。

そして、三カ月が経った。山井さん夫婦は、今度の商売は二人の年齢を考えれば無理ではないという結論に至ったという。そして、それに続く山井さんの言葉には、私はいたく感心せざるを得なかった。

「これから先のことですけど、もう、二人とも老後が近いわけですし、楽しむことを考えなくちゃと思います。シンガポールにいる娘のところに二人で、旅行を兼ねて行ってみようと思うんです。娘を含めて、これからのことを話し合ってみようと思って……」

これまでに山井さんから、外国にいる娘のもとを訪ねるという発想はまったく出たことがなかった。それほど山井さんの考えが柔軟化したことがよくわかったし、夫とのコミュニケーションを回復させたうえ、娘との関係回復も視野に入れることができたのである。この段階で、山井さんの口からは身体症状の訴えはまったく出なかったことは言うまでもない。

「前向きなあきらめ」という特効薬

山井さんのケースを通して、レッテル型ぐるぐる思考の解決法を見てきた。このような方法は、他のレッテル型ぐるぐる思考解決のヒントにもなる。

つまり、**役に立たないレッテルの上に、少しでも機能することのできる他のレッテルを貼る**ということだ。

たとえば「顔がゴツい」というレッテルには、「顔が男っぽい」というのを貼ってはどうだろうか？　「田舎者だから」というレッテルの上には「素朴な人間だ」、「気が弱い」というレッテルには「神経が細《こま》やか」というのを貼ってみてはどうだろう。

これらは単なるコトバの置き換えのように見えるが、もとのレッテルとはだいぶ意味が違う。何らかの対応法を考えることができるので、役に立つのだ。

たとえば「顔が男っぽい」となると、「好き嫌いはあるかもしれないが、魅力でもある」という考えが出てくるかもしれない。あるいは「男っぽい人間は、荒っぽいから財布を落とすこともあるよ」「荒っぽさを直さなきゃ」ということに思い至るかもしれない。

また「田舎者」というコトバからポジティブなことを考えるのは難しいが、「素朴な人間」と考えれば、「素朴な良さもあるんじゃないか。でも、あんまり素朴すぎても今の職場ではうまくいかない」等と考えて、具体的な欠点克服法を思いつくかもしれない。

いずれにしろ、ここで言いたいのは、**楽観的にコトバを置き換えよう**ということではない。**「次の可能性が開けるレッテルを重ね貼りしよう」**ということなのだ。

ただし、すべてのレッテル型ぐるぐる思考や、身体表現性障害のケースが、山井さんのようにうまく運ぶというのではない。身体表現性障害を単独で治すことはなかなかに難しい。山井さんの場合のように、人間関係が再構築されたり、協力者が現われたりして孤独が解決されることが必要だ。しかし多くの場合、すでに状況はこじれて、解決困難である。

そうなると、**「あきらめ」が非常に重要**ということになる。

「人生のリセットボタン」の上手な押し方

このように言うと、まるで絶望的になれと言っているように聞えるかもしれないが、**「あきらめ」というのは、実は積極的で前向きな行動**である。

本章の最後に、この点について述べてみたい。

コンピュータを使っているとしばしば、ソフトの命令がいっさい受けつけられなくなり、作業が止まってしまうフリーズという現象が起こる。いろいろなプログラムの特性が絡まって、動くに動けない状態になってしまうのだ。こういう時はリセットボタンを押して、もう一度コンピュータを起動するしかない。

リセットすると、直前に作業していた仕事は失われてしまうが、たいていの場合コンピュータは、再びうまく動くようになる。「あきらめ」というのは、このリセットのようなものだ。**人生の「リセットボタン」**だ。

こじれた事態は、いったんあきらめないと展望が開けない。人間には我執《がしゅう》があって、なかなかあきらめきれるものではないが、あきらめるべき時はそうする方がよいのだ。**執着から絶望が生まれることもあるし、あきらめから一挙に事態が解決することもある。**

ここからは私のまったくの個人的考えだが、もともと「あきらめる」ことに関して日本人は得意だったのではないだろうか？

そのことが「耐える力」や「やせ我慢の美学」、そして「打たれ強さ」につながっていたように思う。これは東洋的な宗教観が基盤にあったからかもしれない。しかし近年、中途半端な西欧化によって「あきらめ＝絶望」となってしまった気がする。

抹香臭《まっこうくさ》い話と思われるかもしれないが、身体表現性障害の場合、本来の日本人が持っていた**「前向きのあきらめ」を取り戻す**ことによって症状改善がもたらされることは非常に多い。これは私の臨床経験から来る実感だし、レッテル型ぐるぐる思考の解決法一般にもつながることなのだ。

心のストレッチ⑦ レッテルの発見

自分で貼っているレッテルに、自分では気づかないことは案外多い。ここにあげたレッテルを貼った自分を想像してみよう。自分の貼っているレッテルに気づき、また、そのレッテルにふり回されることには意味がないこともわかるはずだ。

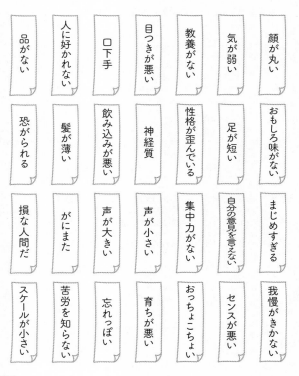

顔が丸い

気が弱い

教養がない

目つきが悪い

口下手

人に好かれない

品がない

おもしろ味がない

足が短い

性格が歪んでいる

神経質

飲み込みが悪い

髪が薄い

恐がられる

まじめすぎる

自分の意見を言えない

集中力がない

声が小さい

声が大きい

がにまた

損な人間だ

我慢がきかない

センスが悪い

おっちょこちょい

育ちが悪い

忘れっぽい

苦労を知らない

スケールが小さい

心のストレッチ⑧ 効き目のあるレッテル

前ページの「心のストレッチ⑦」で自分のレッテルを見つけることができただろうか？　今度は、意味のないレッテルの上に、役に立つレッテルを貼ってみよう。

A. 自分に貼っているレッテルを書き出してみよう。

例1）ユーモアのセンスがない
例2）目つきが悪い
①
②
③

B. Aで書いたレッテルの問題点を書いてみよう。

例1）人づきあいに消極的になってしまう
例2）いつも「人に恐がられる」と決めつけてしまう
①
②
③

C. Bの問題点を打ち消すことのできる新しいレッテルがもし見つかれば書いてみよう。

例1）固い人物の良さがある
例2）切れ者のイメージ
①
②
③

D. 新しいレッテルがもし見つからなければあきらめる。あきらめたうえで次の方法を考えよう。

例1）ユーモアは理解できる。徹底して聞き役・笑い役になろう
例2）目つきは悪いけど、話してみたら案外優しいと思われるようになろう
①
②
③

E. CとDを考えたうえで、見習うべき人を考えてみよう。
あなたの身近にも、欠点を欠点と思わせないような、お手本となる人はけっこういるはずだ。

5章

タイプ4
強迫型

なぜ「あのこと」が頭から離れない

——何かに強迫的にとりつかれてしまう時

「もうやめよう！」と決意するのに、やめられない

人は無駄なく、効率よく、意味あることだけを行なうべきだ。

これはごもっともではあるが、実際にはなかなかそうはいかない。わかってはいてもバカバカしいことや、意義などこれっぽっちもないようなことに無駄な時間を費やしてしまう。それが人間というものだ。

しかし、ナンセンスな行為が生活の大部分を占めるようになってくると、やはり問題だ。自分でも「もうやめよう！」と強く決意する。

決意するのに、なかなかやめられない。そこに悩みが生じる。このような悩みが**「強迫型ぐるぐる思考」**だ。典型的な事例を見ることにする。

「ひょっとして…」と何度も確認してしまう

《甲田和朗さんの場合》

甲田和朗さん（仮名）は三十六歳。ある会社の経理マンだったが、不況でリストラにあい、タクシー乗務員を始めた。それはつい一年前のことだったが、甲田さんはタクシーの運転手としてうまくいかなかった。わずか半年で辞めてしまい、現在は失業中なのである。こうなったのは、甲田さんの困ったクセのためである。

タクシーを運転していれば、道路のでこぼこで多少揺れたり、音がしたりすることは当然あるわけだが、その都度、甲田さんは誰か人をはねたのではないか、他の車に接触したのではないかと心配になるのだった。

もちろん、本当にはねたわけはない。本当にはねればもっと振動するはずだし、第一、別に人が飛び出した様子はない。それにいつも安全を確認し、慎重な運転を心がけている。それはわかっているが、ひょっとしてということがあるかもしれない。そう考えると、甲田さんはいたたまれなくなって、とにかく確認するまでは気になって気になって仕方がない。

しばらく走って、ついに耐えられなくなり、その場所まで引き返し、車から降りて、別に事故が起こった様子がないことを確認する。いや、一度確認しただけでは済まないこともある。

「今、確認したはずだが、見落としがあったかもしれない」と考えて、再びその場所に行ってみる。自分でも「こんなことをして、バカバカしい。事故なんて起こしているはずがないのに!!」と思うのだが、それでも気になると確認をせざるを得ない。そんな繰り返しが一日に何度もあった。

もっと深刻なのは、客が乗っていた時にこの現象が起こった場合である。まさか引き返すわけにはいかないので、甲田さんの苦しみは筆舌に尽くしがたいものになる。事故を起こしはしなかったか、頭の中はそのことでいっぱいだ。

一度確かめにさえ行ければ……そう思うが、客の手前それもできない。額に脂汗《あぶらあせ》がにじみ出る。もう耐えられない。ついに甲田さんは客に聞く。

「あの、お客さん。すみませんが……私、さっき人をはねなかったですよね」

客は当然、びっくり。唖然として、気持ち悪がって「ここでいい！」と降りてしまう人もいるし、タクシー協会に「変な運転手がいる」と電話されたこともある。中には良い客もいて、「いや、心配ないよ。別にはねてないよ。運転手さん、運転慎重だもんね」とまともに答えてくれることもあるが、まずいことに、そういう客に対してはさらに確認を求めたくなってしまう。

「本当ですか。もう一度、はねてないって言ってくださいませんか？」ついに客は怒り出す。

このようなトラブルがあるたびに甲田さんは自分を責め苛《さいな》む。同じ過ちを繰り返すまいと決意するのだが、その場になると結局、同じパターンに陥ってしまう。自己嫌悪の固まりになり、何とかこのクセを治したいといつも思う。しかしどうすることもできず、結局運転しなければよいのだ、これ以上客にも迷惑をかけられないと、ついにタクシー会社を辞めて、失業中の身になってしまった。

「大丈夫か」と気になって仕方がない

実は甲田さんにはタクシー運転手になる前から、似たようなクセがあった。雑踏の中で人にぶつかると、「人に怪我《けが》をさせなかったか」とあとで気になって、その場所に引き返して確認する。そこで「さっき、ここで人が倒れていませんでしたか?」と通りすがりの人に聞くこともある。「別に」と言ってもらえると、初めて安心できるのである。

甲田さんには奥さんと、七歳、四歳の子供があり、平和な家庭を営んでいる。もちろん家の中でも同じようなクセが出てしまう。子供と一緒に風呂に入って体を洗ってやる。そこまではよいのだが、子供の耳に水が入らなかったか、中耳炎にならないか、大丈夫かと考え始めると、もう気になって仕方がない。夜中でも懐中電灯で子供の耳を照らして、水が入ってないかどうか、何度も確認する。奥さんを起こして、「中耳炎にならないな。大丈夫だな」と確認を求める。奥さんも毎度のことなのでわかってはいるが、あまりのしつこさに怒り出すことも多い。

まるで「無間地獄に陥った」かのような消耗感

甲田さんはこのような悩みを抱えて、私のところに相談にやってきた。「あの……何とか、このバカらしいクセを治せませんかねー」と、甲田さん。いかにも誠実そうな人である。

甲田さんの悩みは、典型的な強迫型ぐるぐる思考である。これまでの章で示してきたぐるぐる思考の場合、心理学的症状であるぐるぐる思考と、医学的病名が完全に一致しているとは限らなかったが、このタイプの場合、程度が強ければ医学的病名はほぼ**強迫性障害**として間違いない。だから、この章では強迫性障害と強迫型ぐるぐる思考というのを、ほとんど等価に用いている。次ページの表⑧にその診断基準を、図⑪に心理学的な構造としての強迫型ぐるぐる思考を示した。

表⑧　強迫性障害の診断基準

以下のいずれかのために、日常生活に重大な支障が出ている時、強迫性障害と診断される。

A 自分でも不合理でバカバカしいと感じるし、あくまで自分が心で考えていると承知していても、現実生活の悩みと直接関係しないある考えが湧いて来て、それを追い払えない。

B たとえば、手を洗ったり、ものを順番に並べる、確認をするなどの行動や、数や言葉を心の中で繰り返す、人に問いただすなどの行為を反復しないと気が済まない。

図⑪　甲田さんの強迫型ぐるぐる思考

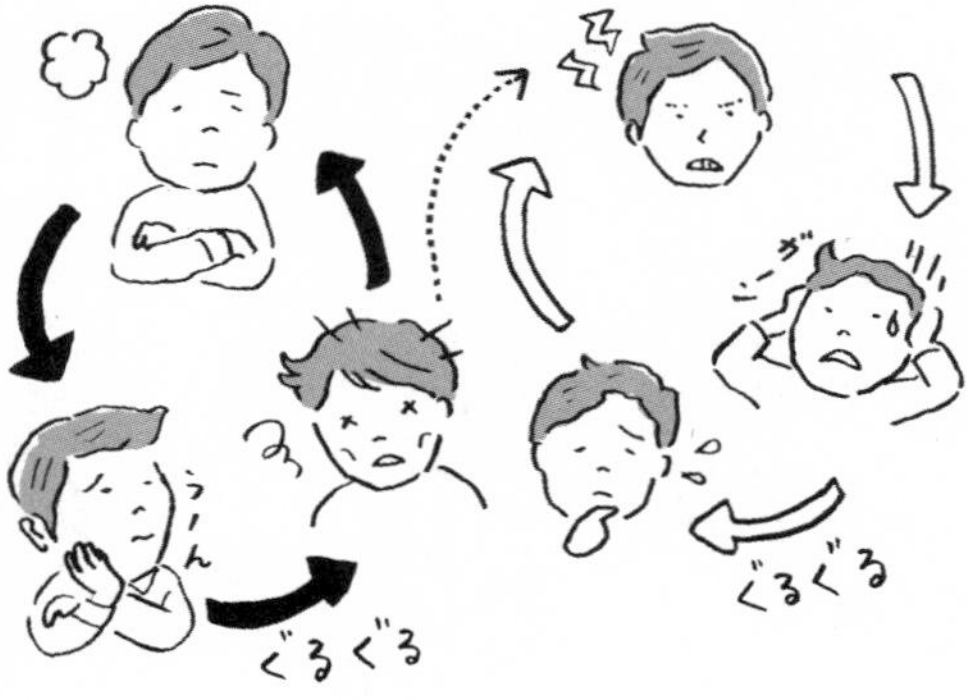

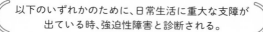

強迫性障害はかつて珍しい病気とされていたが、最近の欧米の調査では有病率（全人口の何パーセントくらいがこの病気にかかっているか）二〜三パーセントくらいと言われている。

つまり、それほど稀な病気ではなく、同じ有病率とすれば、日本でも二百五十万人くらいの人が悩んでいる計算になる。

図⑪でわかるように、このタイプの場合、ぐるぐる回っているのは同じ観念である。いろいろな考えが連鎖して、結局最初の考えに戻る葛藤型ぐるぐる思考や、過去の出来事や間違った観念を中心にいろいろな症状や出来事が回る過去こだわり型、レッテル型ぐるぐる思考と異なり、回るのは一つの観念だけで小さく単純なループだが、このループから抜け出したかと思うと、また別のループが始まってしまうのだ。

ひどくなると、まるで無間《むげん》地獄に陥ったようにループから完全に出られなくなり、エネルギーを消耗する。その点で、ぐるぐる思考の中でも最もつらいタイプとも言えるのである。

ここで早速、強迫性障害の一般的な症状について説明をしようと思う。

「こだわり方」にはタイプがある

強迫性障害はバカバカしいとわかっていてこだわる、わかっちゃいるけどやめられない、という病気だ。そのこだわり方は人によりさまざまだが、いくつかのタイプに分けることができる。

◆加害強迫

甲田さんのように実際には何もしていないのに、ちょっとしたきっかけで誰かを傷つけたのではないかと心配するのは、**加害強迫**と言われる。加害したのを心配するだけではなく、加害しなかったことを確認する行為を伴うことがほとんどだ。また多くの場合、他人にその確認を強要することになり、周囲から嫌がられる結果を生む。

強迫性障害としては、かなり多いタイプである。

◆**洗浄強迫**

最も多いのは、**洗浄強迫**である。これは不潔恐怖症から発展するもので、何かに触ると、そこにバイキンがついていたのではないかと気になって手を洗う。洗い終えて蛇口を閉めると、今度は蛇口についていたバイキンが気になり始めて、また手を洗う。

やっと終わってタオルで手を拭《ふ》いたら、待てよ、タオルにだってバイキンがついているはずだと、またいたたまれなくなって手を洗い続ける。この調子でキリがない。何時間も洗っている。手を洗う行為以外、何もできない。ひどくなると、しまいには手が擦《す》り切れて出血してくる。それでもやめられない。

もちろん、自分ではバカバカしい行為と知っている。確かにバイキンはいるかもしれないが、人間の身体には抵抗力があるし、少々バイキンを食べたって死にはしない。せいぜい運が悪くても下痢する程度のことだ。だから大丈夫だ。それは頭ではわかっている。

しかし、「バイキン、バイキン」と思うと、もう気になって仕方ない。それを打ち消すための手洗いを続けるのだ。

◆確認強迫

次に多いのは**確認強迫**である。

誰でも出かける時には、戸締まりが気になる。出かけてから、「待てよ……今、ドアの鍵かけたかなー。まあかけただろうが、よく覚えてないな……しょうがないな。確認しに引き返すか」ととって返して、あ、やっぱりちゃんと鍵かけていた、よかったとホッとする。

ここまでは誰でもあるだろうが、それからまた気になり始めて、「待てよ。今、閉めていることを確認した時、うっかり開けてしまわなかったかな。そんなバカなことはないとは思うけど……気になるな……エイッ。もう一度確認しよう」とまた引き返す。ここまでくると、かなり強迫的と言わざるを得ない。

さらに確認してから、また気になってきて、「いやいや、また開けたことはまさかないとは思うが……いや……やっぱりもしもということがあるかも……もう一度！」と引き返すとなると、もう完全に強迫性障害である。ひどくなると、これを一日中、繰り返すことになる。

◆ 詮索強迫

詮索強迫というのもある。目にしたものすべてが「なぜそうなのか」気になってしまう。それに自分なりに理由づけができないと、いつまでもそれを考えて次のことに移れない。

たとえば、道を歩いていて郵便ポストが赤いのに気がついた。「待てよ。なぜ赤いのかな。なぜ青じゃないのかな。なぜ青ではいけないのだ。なぜなんだ!!」と気になって、だんだんパニックになる。

もちろん、そんなことはどうでもよい、郵便ポストが青であろうと、緑であろうと、自分の知ったことじゃないとわかっている。しかし、答えを出さないと次に進めない。答えはついに出る。「あ!! そうだ。赤は一番目立つからだ」これで納得できる。やっと救われた。

しかし、また何の気なしに目に入った電信柱。「これはなぜ丸いのだ。なぜ四角じゃいけないのだ。第一、なぜあんなに高いのだ。なぜ、あんなにポスターが貼ってあるのだ。貼り紙禁止と書いてあるのに。なぜなんだ」と次々と気になってしまう。「丸いのは人がぶつかっても安全なようにだな。高

三十分くらいその場で考えて、

いのは、低いと電線に触れる人が出るもんな。貼り紙はルール違反だ。違反する人が多いからだ」と、やっと納得する。

しかし、それもつかの間。「待て、待て、待て。ルール違反をする人がなぜ、この頃多いのだ！」と気になってくる。今度は難しい。「世の中の退廃だ。デカダンだ。教育の問題か……ウワーッ！　どうなんだ」そう考えて、まったく進めなくなる。自分でも「バカバカしいことにこだわって！」と呆れているが、どうしようもない。

「依存症」との共通点とは

これらの強迫性障害に近いものとして**「依存症」**がある。ストレス解消のため、悪いとわかっていて無駄な買い物をしてしまう「買い物依存症」、お酒がやめられない「アルコール依存症」、やりすぎだとわかっていてもテレビゲームにはまってしまう「ゲーム依存症」などである。

これらは「ある種の快楽」から抜け出せないというものなのだが、自分が「やめなければいけない」ということを一番よく知っていて、ぐるぐると同じ行為にこだわる点が共通している。そのため、最近では種々の依存症を強迫性障害の近縁の病気として考える見方が出てきている。

このタイプのぐるぐるはナンセンスな考えだが、「妄想」ではない。たとえば洗浄強迫の場合も、「誰かが危害を加えようとして、私の手に毒物をつけた」と思っているわけではないし、詮索強迫の場合も、「誰かがこのような考えを外から吹き込んでいて、操作している」などと考えているのではない。

あくまで、考えるのは自分の心であり、それが現実に合わないこともよくわかっている。わかっていてやめられない。

強迫型ぐるぐる思考に悩む人たちは、自分なりに対策を立ててはいる。甲田さんがそうであったように、引き返して見るなどの方法である。ただ、一発で楽になればそれほど問題にならないのだが、何回繰り返しても完全に解消はしない。そのために、自分も苦しいが、周りの人が見ても奇妙な行動に思えてくるのである。

「三回繰り返したら、それでよし!!」と自分で決めればよいではないかと思われるかもしれないが、この回数を決める方法はうまくいかない。逆に「百回繰り返す」などと決めてしまい、大変な事態となるのだ。

もう一つの解消法は、「他人に聞いて、確認してもらう」という方法である。これも甲田さんが試みている方法だが、これは逆効果となることが多い。「他人を巻き込む」ことになり、他人を怒らせてしまう結果を生むからだ。


ちなみに対人関係で言えば、強迫性障害の人で対人的な葛藤をもっている人は少ない。通常のノイローゼは基本的には「他者との関係で悩んで」生じるものである。気にしやすかったり、過敏だったり、内気だったり、いずれにしろ他者から傷つけられやすい点に悩みの根本がある。

しかし、強迫性障害の人はそうではない。極端に言えば、他者はどうでもよい。**自分の中の秩序が問題**だ。かと言って、他人に思いやりがない、冷たい人であるわけではない。

自分の秩序に従うのが精一杯で、周囲のことに気を配る余裕がないのである。

どうして「無意味な固着」をしてしまうのか

なぜ強迫性障害にかかるのかについてはいろいろな説があり、さまざまな立場から説明がされている。まだ決定的なものはないが、だんだんとその輪郭《りんかく》が明らかにされてきている段階だ。

まず心理学的な説明だが、一番古典的な仮説としては「子供の時に親のしつけが厳しすぎて、物事をきちんとやり遂げるように強要しすぎたために、大人になってこだわる人間ができた」という考え方がある。

しかし、強迫性障害の親を調べた研究によれば、必ずしも厳しい育て方をしたとは限らないらしいし、他にも家庭的な特徴が存在するというわけではない。私も強迫性障害の両親に会った印象では、特定のパターンがあるとは思えないし、まして「これは厳格な親だなー」と思えるような人は皆無《かいむ》である。

そもそも強迫の本質は、「物事をきちんとやろうとしすぎる」ことではない。

216ページ図⑪の強迫型ぐるぐるの構造を見てもわかるように、きちんとすることより、**「無意味な固着」が問題**なのだ。

たとえば、洗浄強迫の人は身の周りがものすごく清潔かというと、むしろ逆であって、ナンセンスな手洗い以外の部分では、非常に無頓着でだらしなくしていることが多い。部屋の掃除もほとんどせず、かたづけ、整理整頓などは関心の外かのように見える。これから考えても、強迫は几帳面《きちょうめん》さやしつけとは基本的に異なる現象である。

始まりは「どうせ自分にうまくできるわけがない」

では、強迫型ぐるぐる思考の根本にある心理は何なのか？　これはずばり**「自分に自信がない」**ということである。

3章の過去こだわり型ぐるぐる思考では、自己イメージが高すぎて現実と合わない出来事が生じやすく、それが抑うつ傾向を生むという構造があったが、強迫の場合はその逆で、「自分はうまくできるわけがない」「自分が何かやれば、何かうまくいかない事態が起こるに違いない」と思っている。

この**自己不全感**ゆえに、ある手近な行為の結果がうまくいったとはにわかには信じられず、確認を繰り返す。もちろんこれは無意識のレベルで生じる現象だが、自己不確実性は強迫性ぐるぐる思考の背景に必ず認められるのである。

とすると、次に自己不確実性はなぜ生じるのかが問われることになる。これについてはよくわかっていないが、いろいろな脳機能の失調が想定されている。たとえば脳の前頭葉の機能が低下しているために、動作についてのごく短時間の記憶が保たれず、知識としては「自分はちゃんとやった」と思っているにもかかわらず、身体の方がやったことを受け止めていないので、確認を求めるのだという考え方がある。

私は個人的に**「達成感欠如説」**というものを考えている。人が何かやれば、「やった」という感じ、つまり「達成感」が出てくる（これが脳のどの部位から出てくるかも、だいたいわかっている）が、それが何らかの理由で弱まっているので、果てしない達成感を求める行為として強迫が出るという仮説である。

依存症の場合も、同様の仕組みが考えられる。買い物、ギャンブル、アルコールなどの快楽により達成感を得るものの、それが長続きしないために、再び達成感を求める行為が繰り返されるわけである。

これらは大脳生理学に基づく仮説なので、本書の目的とははずれるが、強迫性障害の病態研究はこのような方向が主流になりつつあり、次に述べる治療ともつながってきている。

「不安な感情」がスーッと消えていく処方箋

このような強迫性障害、あるいは強迫型ぐるぐる思考を治す方法を、甲田さんのケースを通して見ることにする。ここでは、薬物療法と行動調整療法の組み合わせが非常に重要であることがおわかりいただけるかと思う。

強迫性障害の薬物療法は、ごく最近になって急速に進歩した。いや、実は三十年くらい前までは、強迫性障害に薬はほとんど効果がないと思われていた。しかし、少しずつ薬物療法についての論文が登場し、臨床現場の一部で用いられるようになり、はっきりした効果が認められたケースが報告されるようになってきた。

最初に用いられていたのは、クロミプラミンという薬である。これは確かに効果があるようだが、副作用も強く、非常に使いにくかった。

しかしその後、ＳＳＲＩと呼ばれる薬が登場し、有効性もまずまずで、何より副作用が少ないし（まったくないというのではない。投与を始めた初期には吐き気が出やすい）、毒性がほとんどなく、服用しやすい点が評価され、二十数年前にわが国の厚生労働省でも初めて強迫性障害治療薬として健康保険の適用を認めた（つまり、天下晴れて公認の薬となった）。

「今日はこれでやめよう」と思えるようになる

私はまず甲田さんにもＳＳＲＩを処方することにした。最初は少し吐き気が出たが、それもすぐに収まり、四週間後くらいに効果が出てきた。

それは、日常生活での変化が自覚できるというレベルではない。甲田さんの変化は、最初に私の診察室で現われた。

甲田さんは処方箋《しょほうせん》を渡すと、毎回必ず「あの薬は食後に飲むんでしたね」と質問する。私が「そうですよ。食後の方がよいですね」と答える。甲田さんはいったん診察室を出かかるが、また思い出したように「あ……あのー……薬は食後でしたよね」と尋ねる。私が同じ答えを繰り返すと、「すみませんが、もう一度、お聞きしてよいですか……薬は食後でしたね」とまた尋ねる。

もちろん、ここで「えーい！　もういいかげんにしなさい。何度同じことを言わせるのだ！」と怒ってはプロではない。私は「そうですよ」と答える。このやりとりが五、六回繰り返される。ひどい時は、いったん病院の外に出てからまた引き返して来て、同じ質問をしたこともある。

甲田さんは言う。

「いつも同じことを聞いて申し訳ないと思ってるんですが、ひょっとして万が一変更があったらと思うと、落ち着かなくて。バカバカしいと思いながら聞いてしまいます。いつも我慢して聞かずにいようと努力するんですが、もしも違ってたら……と考えると、もういけませんね。いても立ってもいられなくなって、ついもう一度だけと思っちゃうんです」

これは言うまでもなく、強迫ぐるぐる状態であるが、この反復回数が甲田さんの調子の良し悪しのバロメーターになっている。ＳＳＲＩを出してから、この回数が明らかに減った。あいかわらず同じ質問は続いたが、せいぜい二回、いや時に一回だけで済むこともあるようになった。

私は尋ねてみた。

「この頃、ご質問の回数が減りましたね。これは自分で意識して減らしてるんですか？」

甲田さん、「ええ。実はそうなんですよ。この頃、我慢しようって決めたあとのつらさが少し減ってきたのかなとも思いますね。それで、今日はこれでやめようって、できるようになったんですよ」。

じっと「感情の収まり」を待つ練習

この段階で、私は強迫性障害に最も一般的に行なわれる**曝露《ばくろ》反応妨害法**というのを試みることにした。これは難しそうな名前だが考え方としては単純で、**「苦手な場面にさらして、そこで生じる考えや行動をやめさせる訓練」**ということである。この方法のポイントはいくつかあるが、まず基になっている原理を説明する（図⑫）。

図⑫　曝露反応妨害法の原理

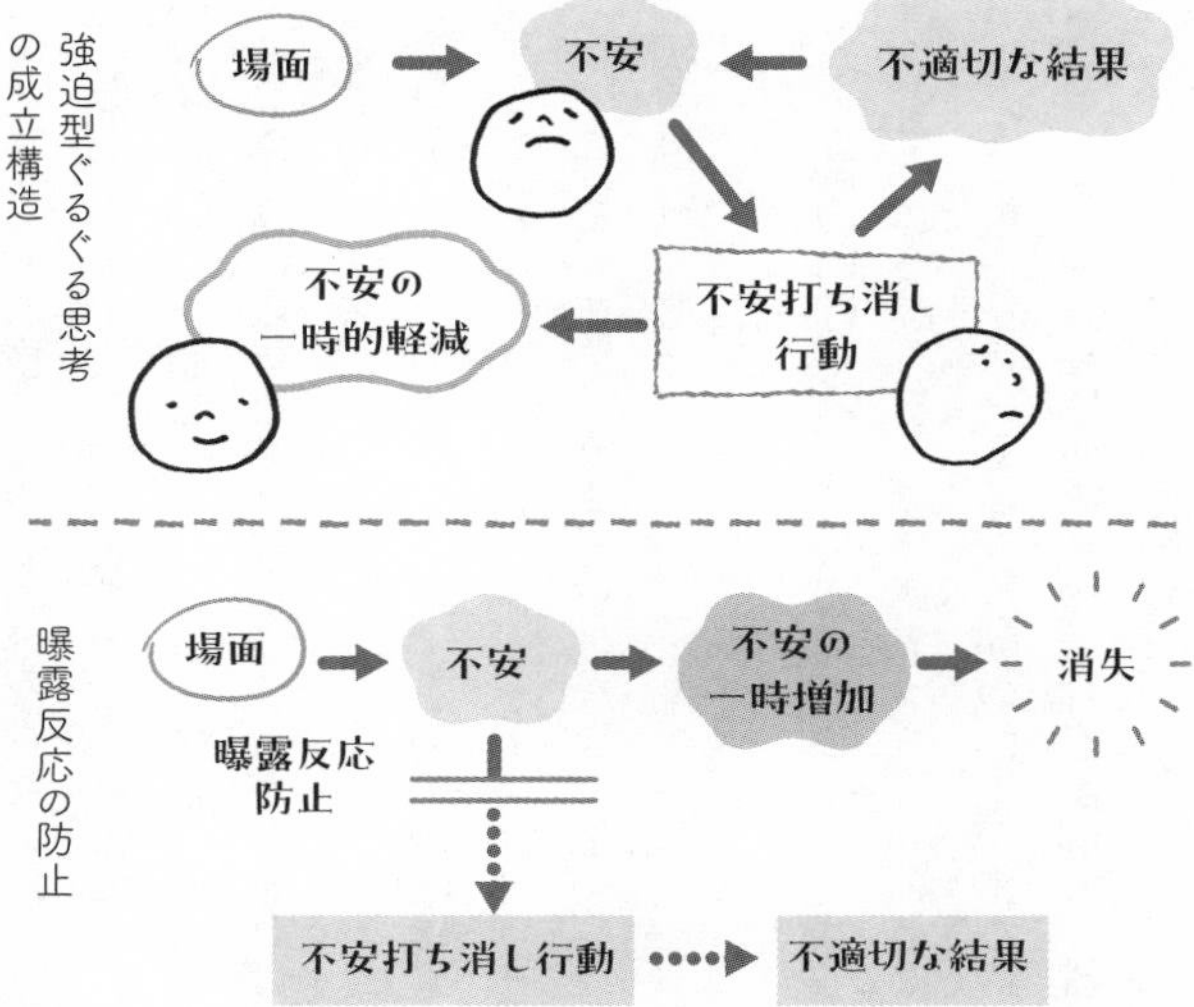

強迫性障害では、ある状況・場面で気になることが出てきて、そのために不安感情が起こる。それを打ち消すために、直ちに何かの行動を取る。

その行動というのが、残念ながら状況に対して不適切である。不適切だが、いったんは多少、不安を和らげるように感じられる。だからそれにこだわるが、結果はより不適切になる。そこで不安がひどくなり、また不適切な行動を続ける。

このようなぐるぐる構造をやめねばならないが、その場合、最初に生じる不安はあくまで一時的なものであり、我慢すれば時間とともに止まるはずである点に注目する。この段階で不適切な行動をやめ、じっと感情の収まりを待つ。

もしうまく感情の収まりを体験することができれば、次からのぐるぐるパターンも防止できるはずである。

この場合のもう一つのポイントは、**最初の段階は必ず治療者とともに行なうこと**である。第一、これを一人でやろうとしても、「我慢するしかない」と言っているのと同じことになってしまい、うまく運ばない。最初の段階では協力者、それもきちんとした専門家の助けが必要だ。

もう一つは**薬の助け**である。最初に生じる不安は当然ながら強烈なものなので、薬で和らげておく必要がある。SSRIは不安に対する効果も強く、この点でも役立つ。

したがってこの方法は、ある程度薬の効果が出た段階で行なうべきである。私は甲田さんにも、この曝露反応妨害法の原理を説明し、試みることにした。診察室での強迫行動の際に行なうことにしたのだ。

たとえば、こんな具合である。甲田さんが「薬は食後に飲むんですよね」と質問してきた時、私は「そうです」と答えたうえで、「そこで次の質問をしないでみましょう。どんな感情が起こってきましたか？」と逆に質問した。

甲田さんは「もう一度だけ聞かせてください。落ち着かないので……」と言ったが、私は「落ち着かないのは、もうすぐ消えます。どうですか？」と毅然《きぜん》とした態度で答えた。

甲田さんは「いや、先生！　不安ですよ」としばらく言っていたが、やがて数分後には「収まってきました」とホッとした表情で述べた。

このような訓練を毎回の診察で行ない、**私への質問をしなくても時間とともに不安は減り得るということを学習**できるようにした。ストレートにどんどん治っていったわけではないが、二、三カ月が過ぎ、しだいに甲田さんは自信を持つようになった。

そこで次の段階として私は、**家庭でもこの方法をトライ**するように勧めた。これは治療者のもとを一歩離れるということであり、言わば初心者のパイロットが単独初飛行をやるような段階である。

指差し確認で「よし！」の効果

甲田さんと私が話し合って決めた**「標的行動」**は、**毎朝の「ゴミ出し行動」**である。

もともと甲田さんは、毎朝家庭ゴミを出すのを自分の日課にしていた。

しかし、それがきちんと梱包《こんぽう》して出せたか、袋が破れて生ゴミが漏れて、他の人に迷惑をかけないか、それがもとになって伝染病が近所に広がらないかが気になって仕方ない。

「大丈夫だな。ちゃんと漏れてなかったよな」と奥さんに何回も尋ねるので、奥さんもあまりのしつこさに呆れて、甲田さんにはゴミ出しはさせないようになっていた。

私はこれの再開を提案したのだ。

奥さんにも疲れが見え、夫婦の仲もやや険悪になってきているので、まず家庭内での目に見える変化が必要だと考えたのである。

甲田さんはゴミを出し、きちんとなっていることを確認した。部屋に入ると例によって「待てよ。あそこの袋が破れてなかったか」との思いが湧いたが、「その場で確認したし、もうこれはいいことにしよう……」と思うように努力した。
しかし不安は去らず、ついにパニックになって、奥さんに確認を求めた。最初はこのような失敗はあったが、甲田さんはあきらめなかった。

やがて甲田さんは、一つの方法を思いついた。電車の車掌《しゃしょう》がやるように、チェックポイントを指差して「よし！」と少し大きな声でゴミ袋を確認するという方法を取り入れることにした。

そもそも指差しても、目で確認する以上の効果があるわけではない。しかし、そうすることで、「確かにやった」という「きまり」がつくのである。これはポーズにすぎず、一種の儀式であるが、それが社会的に受け入れられるものなら、案外こういう儀式は効くのである。

つまり、**強迫行為という儀式から「より社会的に受け入れられやすい儀式」への変換を行なう**わけである。

電車の車掌や運転手の指差し確認もそうなのだが、世の中にはある職業の儀式としての確認動作というのがたくさんある。これも強迫的ぐるぐるを防ぐための、一つの戦略に違いない。

甲田さんはこの方法を取り入れてから、奥さんに対する確認の強要はほとんどなくなった。


こうして甲田さんの強迫型ぐるぐる思考は、かなり程度が軽くなってきた。私はその後もさらにいろいろな場面へと曝露反応妨害法を当てはめ、確認行動を行なうことなく、その時に生じた感情をむしろ味わってみるつもりでいるよう指示した。

もちろん、まだまだちょっとしたきっかけで「バカバカしいこと」が気になり始める場面も多かったが、約一年後にはタクシー時代の人脈をたどって、運送会社の配車係として就職した。

私はこの仕事のことを聞いた時には、自分の配車によって事故が起こるのではないかというぐるぐる思考が生じないかと多少心配したが、それは杞憂《きゆう》であった。むしろ運転手としての体験を活かし、事故対策にも目配りをした細やかな配車ができる人という評判をもらっているようだ。

「苦しんだ体験」をプラスの輝きに転化できる人

強迫性障害の治療は、ここに述べたような形で進歩してきている。もちろんまだ完全に治せるというものではないが、ほとんど治療らしい治療がなかった一昔前から比べれば、大いに希望の持てる状況になってきたことは間違いない。

では、種々の依存症からの脱却に、このような強迫性障害の治療法が役立つのだろうか？

強迫ぐるぐるの成立構造を考えれば、依存症の場合も、やめることで不安が高まり、それを嫌ってまた同じ行為を繰り返すというパターンがあるはずだ。

つまり、いったん「やめる」と決意してまもなくの段階が実は難しいのであって、これを乗り越えればだんだんやめられる可能性は高まっていく。だから、基本的には曝露反応妨害法の原理を応用して、**時間が過ぎることにより不安が去るのを待つことが大切**なのだ。

それがうまくいかないのには、いくつかの複合要因がある。

一つは、タバコがやめられない場合でいえば、ニコチンの禁断症状が時間とともにひどくなり、それにより不安が高まり、結局やめられない、という物理的な理由である。アルコールの場合も同様だ。これに対しては、薬物などの医学的な方法が必要であろう。

もう一つは、4章で述べた「レッテル貼り」の関与である。依存症の人は「自分は意志が弱い」というレッテルを貼っていて、そのせいで自らがんばることを放棄してしまう面が強い。放棄して「やっぱりダメだ。そうだろう、それ見たことか。やっぱり意志が弱い」とみじめな気持ちになり、またレッテルを強化してしまうという構造がある。ここでも、レッテルを貼りかえるなどの方法で、ぐるぐるからの脱却が必要になるのだ。

またこの場合、失敗した時に感じるみじめなイメージを外すことも重要だ。依存症の人は、視覚的イメージとして、敗北して元気のない足どりで歩く情けない姿の自分をいつも想像している。これでは最初から勝負は負けである。

それよりも、**「行為をやめて、雄々《おお》しく進む」自分の姿を視覚的に思い浮かべて、**

それで立ち向かうべきなのだ。

いずれにしろ、強迫性障害や依存症も、かなり症状を和らげることは可能だ。そして**苦しんだ体験は、次に活かすことができた時、むしろプラスの輝きを放つ**ことになる。

これはすべての病気について言えることであるし、仕事をするなかでしばしばそのような輝きを目にすることができるのも、私のような職業を営む者にとって一番うれしいことなのである。

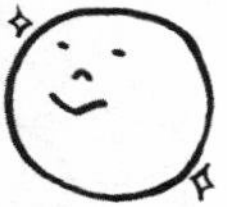

心のストレッチ⑨ クセのメンテナンス

なくて七癖。やめたいけれどやめられないクセや習慣は誰にでもあるものだ。自分のクセを書き出して、今後どのようにしたいか（なくしたい、減らしたい、当分そのままでいい）を具体的にしてみよう。

〈私のクセ1〉

今後の方針

〈私のクセ2〉

今後の方針

〈私のクセ3〉

今後の方針

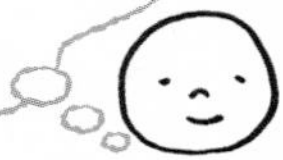

6章

気分をズブズブと沈み込ませないために

――「心のエネルギー」が消耗しやすくなる時

誰でもかかり得る「心の風邪」

気分障害という病名があるのをご存じだろうか。英語のムード・ディスオーダーという言葉を翻訳したもので、一般の人が聞いたら、「気分が損なわれたり害されたりすること?」と思うのがふつうだと思う。

それくらい軽い感じの言葉だが、**実は最近、うつ病のことを気分障害と呼ぶようになってきている**のだ。つまり、うつ病を精神病とは見なさないようになってきたということだ。

気分障害には、さまざまな種類がある。「きっかけ」を考えただけでも、肉親の死や事故といった大きなショック、外傷、脳梗塞や心筋梗塞などの病気があげられる。病状で考えると、重いゆううつのある典型的なうつ病、うつと正反対の躁《そう》状態も示す躁うつ病、ぐずぐずとうつ状態が続く気分変調症などがある。

そして、2章の近藤九郎さん、3章の加古矢代さんは二人とも、この気分障害であると診断することができるのだ。

さらにその中でも、近藤さんは典型的なうつ病、加古さんは気分変調症ということになる。

ただ、こう書くと、葛藤型ぐるぐる思考、過去こだわり型ぐるぐる思考はどこへ行った？　と思われるかもしれない。これは、**二人の心の中の動きや考え方の構造を説明すると「ぐるぐる思考」となり、精神医学的に診断した場合は気分障害になる**ということだ。それぞれ見る角度が違うというわけである。

ぐるぐる思考について語る時、避けては通れないこと

さて、私も日々行なっていることだが、医者は患者さんを、まずは診断しなくてはならない。病名をつけて同じ病名の患者と比較したり、これまでの経験から判断をしたりして、治療方法を定め快復の見通しを立てるわけである（これが、病名にふり回

されてしまうと本末転倒だ。この点については4章でくわしく論じたとおりだ)。

では、精神医学の世界では、これら気分障害と診断した近藤さんや加古さんをどのように治療するのか、この章では、その点をまとめておきたいと思う。**ぐるぐる思考に陥る人の中で、気分障害と診断できる人は非常に多い**ため、この問題は避けては通れないのである。

なお、以降の文章中では、「うつ病」「気分変調症」という言葉で書いていくが、気分障害は一生のうちには七~八人に一人がかかる、ごくふつうの病気だ。

薬もよく効くものが出てきているし、「心の風邪」と呼ばれることもあるくらいだ。そういった点をふまえてお読みいただきたい。

「ゆううつ」な気分がひどくなると…

2章の近藤さんは、精神科の診断名としては典型的なうつ病だ。葛藤型ぐるぐる思考がこじれてしまうと、多くの人がうつ病になってしまう。

ではまず、うつ病とは何かを簡単に説明しよう（ちなみに私が学問レベルで四十年来研究しているのは、うつ病だ。これまで専門的な論文をたくさん発表してきたし、一般向けの本も十冊以上書いた。うつ病についての詳細な知識を得たいと思われる方は、それらを参考にしていただきたい。これはコマーシャル）。

うつ病とは「ゆううつがひどくなった病気である」と言えば、ほぼ正解である。

では「ゆううつ」とは何か？　これはことさら説明するまでもあるまい。誰でもゆううつをしょっちゅう経験するはずである。これまで一度もゆううつになったことがないなどという人がいたら、それは間違いなく「異常人格」であろう。そこで、自分の体験したゆううつを思い浮かべれば、そのままゆううつの説明として通用する。

そう。「気分が暗く、やる気が起こらず、考えが後ろ向きで、食欲もなく、何となく体調も優れず、眠れなくなる」などといった状態だ。これはうつ病の症状とも基本的には共通している。

「誰でも経験するゆううつ」と「うつ病」はどう違う？

では、このような**「誰でも経験するゆううつ」とうつ病はどう違うのか？**　それはいくつかの点で異なっている。

第一にうつ病は程度がはるかに強いという点、第二にうつ病は考えることの内容が多少異質であって、やや病的と言えるレベルであること、第三にうつ病は周囲からの働きかけ（なぐさめや励ましなど）に対してまるで反応せず、非常に頑固（かたくな）であって、事態が良い方向に転換してもまったく楽にならないこと、第四に持続期間が長いことである。

これらの「ふつうのゆううつ」と「うつ病」の対比を次ページの表⑨にまとめるとともに、各項目をもう少し具体的に述べてみる。

うつ病には何より、**日常生活の阻害されるレベルが極端で、しかも長く続く**という特徴がある。通常のゆううつでも能率は落ちるが、会社に行けなかったり、頭の回転や集中力が落ちてほとんど仕事にならなかったりするレベルが何週間も続くなどということはない。また極度に動きが悪くなり、服を着替えたり入浴したりする意欲もなくなるため、もともと几帳面な人がひどくだらしない感じになることまである。

これらは、いわばゆううつの「量的な問題」であるが、考え方については「質的な違い」も指摘できる。

たとえば、これまで特に落ち度もなく、業績もあげていた優秀な営業マンが、

「自分は解雇される。懲戒免職《ちようかいめんしよく》になる。一家路頭に迷う。一家心中しか、もう残された道はない」

などと言い出す。周りの人が「そんなこと、あるわけがない」といくら説得しても、「いや、絶対そうなる」と言い続け、周囲の言葉にまったく耳を貸してくれない。

表⑨　うつ病とふつうのゆううつの対比

	うつ病 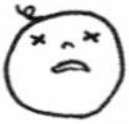	ふつうのゆううつ 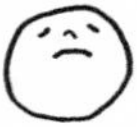
①日常生活の阻害程度	ひどい。会社、学校に行かない。行っても仕事にならない。家事がまったくできない。	ゆううつそうではあるが、一応の日常のことはできる。
②考え方	ひどく後ろ向きで、現実からややずれて、時に妄想的。例外なく自分を責める。	後ろ向きではあるが、現実からずれない。
③他者のなぐさめや意見への反応	まったく聞く耳を持たないので、周りが疲れる。	アドバイスを求め、なぐさめられると喜ぶ。
④対人接触	避ける。	好きな人、頼りにしている人に近づく。
⑤良い出来事の効果	まったく改善しない。かえって悪化する。	改善する。
⑥持続	長い。最低で2週間、毎日。治療しなければ、通常は数カ月続く。	不安定。
⑦症状の変化	時刻により変動。一般的に朝が悪い。	日によって異なる。
⑧抗うつ剤の効果	有効。	無効。

こうなると「妄想なのではないか」と思わざるを得ないし、質的に通常と異なるゆううつという印象が強くなる。

考え方のうちで一番極端な形が自殺であろう。ふつうのゆううつで自殺したいとまで考えることは稀であるが、うつ病では多かれ少なかれ、自殺を考えるようになる。逆に言えば、「本気で自殺を考えるくらいのゆううつは、うつ病の可能性がある」とも言える。

またうつ病の場合、ほとんど必ずと言ってよいほど、**「自分を責める」**のが特徴である。これも逆に言えば、「誰かのお陰でこうなった」などと他人を責めていたり、他人に責任を転嫁したりしているような場合は、あまりうつ病らしくない。

また、通常のゆううつの場合、他の人からなぐさめてもらえば単純にうれしいし、多少は気持ちが明るくなるものだが、うつ病の場合にはなぐさめはまったく効かないばかりか、むしろなぐさめるほど気持ちの滅入《めい》りが激しくなるという面がある。

これと同様に、何か良い出来事が起こってもゆううつが晴れるどころか、かえってゆううつがひどくなるのもうつ病の特徴である。たとえば、宝くじが一千万円当たれば少々のゆううつも吹き飛ぶであろうが、うつ病者に一千万円当たっても、「このように罪深い人間にこんな大金をいただけるなど、申し訳ないことだ」とますますゆううつになり、自分をさらに責める結果となる可能性が強い。

もう一つ、うつ病の特色としてよく指摘されるのが、**「気分の日内変動」**である。つまりうつ病のゆううつ状態には、朝に極端に悪く、夕方になると多少良くなるというパターンがある。

これは、「うつ病は一種のリズム障害である」という生理学的な見方を裏づける所見であるが、その解釈はともかくとして、ふつうのゆううつには、あまりこのようなことはない。

ゆううつな気分に波があるとしても、それは時刻によるものではなくて、日によって気分に差があるのが一般的である。たとえば、昨日は調子が悪かったが、今日はまずまず気分が良いといったふうに。

ここまでくれば、うつ病の診断の枠組みをある程度おわかりいただけたかと思う。念のため、表⑩に米国精神医学会の診断基準に基づいて私が作ったうつ病の自己診断

表⑩　うつ病の自己診断テスト

① 次のうち、最近2週間のあなたに当てはまるものに○をつけてください。

(　)ほとんど毎日、一日中ゆううつで仕方ない。
(　)ほとんど毎日、一日中何をやってもつまらないし、喜びも感じない。

1つでも○がついた場合 → ②に進む。
1つも○がつかない場合 → うつ病ではない。テスト終了。

② 次のうち、いつもと違って最近2週間のあなたに認められるものに○をつけてください(もともとずっと、そのような傾向がある場合には○はつけない)。

(　)ほとんど毎日、ひどく食欲がないか、逆に食欲がひどく増加している。
(　)ほとんど毎日、眠れないか、逆に眠りすぎてしまう。
(　)ほとんど毎日、イライラして仕方ないか、動きがひどく低下している。
(　)ほとんど毎日、疲れやすくて仕方ない。
(　)いつも「自分はどうしようもない人間だ」「悪い人間だ」などと考えてしまう。
(　)考えが進まず、集中力や決断力が落ちた状態が続く。
(　)死んだ方が楽だ、と考える。

ここまでの①と②の合計で……
○が5つ以上の場合 → ③に進む。
○が4つ以下の場合 → うつ病ではない。テスト終了。

③ 以上の症状のために、ひどく苦しんでおり、仕事や家事、学業などができにくくなっている場合 → **うつ病である可能性が高い。テスト終了。**
以上の症状があっても、それほど苦しんでおらず、日常の生活にもそれほど支障がない → **うつ病ではない。テスト終了。**

『もう「うつ」にはなりたくない』(野村総一郎著／星和書店／1996)より。

テストをあげておく。

このような簡単なテストにより正確な診断ができるわけではないが（特にうつ病以外の精神疾患がある場合には、この診断基準に当てはまったとしても、うつ病とはならない場合が多い。つまり、このテストは他の病気であることを否定するものではない）、一応の目安という意味では役に立つはずだ。

2章の近藤九郎さんにもこのテストをやっていただいたところ、ほとんど全項目に○がついた。それに加えてこれまで見てきたような症状や、考え方を総合してうつ病と診断できたのである。

ものすごい勢いで増えている「気分変調症」

一方、3章の加古さんはどうか。

安定して勤め続けられないといった、直面する問題はあるが、彼女の症状は軽いと思われるし、誰でも日常的に陥りがちな心理のようにも見える。であれば、近藤さんの場合と違って、診断することにあまり意味はなかろうと思われるかもしれない。

非常に割り切って言えば、**病気というより性格の問題なのではないか**という見方も当然あるだろう。

しかし、やはりここでも診断は重要なのである。なぜならこのようなケースでも正確な診断を行なうことにより、心理的な治療をあと押しする薬物治療の可能性が開けると最近考えられるようになっているからだ。

そして実は、加古さんと似た症状と経過をもって精神科に相談に来られる方は、ものすごい勢いで増えている。

精神科の敷居《しきい》が低くなって訪れやすくなったということもあるが、絶対数が増えているとも言えそうなのだ。だから精神科の業界でも、加古さんのようなタイプは一つのトピックとなっている。

抑うつ程度は軽いがズルズル続く

加古さんには**「気分変調症」**という診断名がつくのではないかと思われる。まず、表⑪に米国精神医学会の定めた気分変調症の診断基準を示す。この基準を見て、多くの方は「うつ病とどう違うのだ」と思われるかもしれない。これは二つの点で異なっている。

まず現象的には、**「うつ病より抑うつの程度が軽い」**ということが決定的な違いである。

うつ病の場合、抑うつの程度が重く、喜びというものをまったく感じない、自殺を

表⑪　気分変調症の診断基準

米国精神医学会の基準(『DSM-IV 精神疾患の診断・統計マニュアル』高橋三郎ほか訳/医学書院/1996)を基にして、わかりやすく書き直したもの。あまり本質的でない部分は省略してあるので、これで正確な診断はできないが、概略を知ることは可能だろう。

以下の項目すべてを満たした場合、
気分変調症と診断される。

A 抑うつ気分がほとんど一日中存在し、それがない日よりもある日の方が多い状態が2年以上続き、そのために社会的生活(学業、仕事、家事)がほとんどできていない。

B 抑うつの間、以下のうち2つ以上が存在すること。
- 食欲減退、または過食
- 不眠、または過眠
- 気力低下
- 自尊心の低下
- 集中力低下
- 絶望感

C 2年間の期間中、
2カ月以上もA、Bがなかったということはない。

D うつ病、躁うつ病、他の精神病、
薬物依存症によるものではない。

深刻に考えるなどの点で抑うつの程度がはるかに重いが、気分変調症ではそこまでには至らない。

生活上の障害程度も軽く、仕事などはできなくても生活の基本的なことは一応できている。考え方も妄想的なレベルには至らない。現象面は250ページの表⑨に掲げた「うつ病とふつうのゆううつの対比」で見る右側の欄、つまり「ふつうのゆううつ」のレベルに近いと考えてもよい。

うつ病と異なるもう一つの点は、**「長く続いている」**ということである。うつ病も長く続くことはあるが、それはあくまで例外的であって、平均数カ月で自然に治ることが多い。少なくとも、年余にわたることは一般的ではない。

しかし気分変調症では、「二年以上続く」というのが診断基準となっている（つまり、発病してから二年間は診断ができないことになる）。以上、まとめれば**「ひどくはないけれど、ズルズル二年以上も続いているうつの状態」**ということになる。

実はこのようなタイプが存在することは、すでに十九世紀からわかっていて、伝統的に「抑うつ神経症」と呼ばれていた。しかし三十年くらい前から米国を中心にして、「神経症」という呼称全体があまりに漠然としているし、多くの全然違う病態を一緒くたに扱うことになってしまうので、やめた方がよいという動きが主流になってきた。抑うつ神経症もそのあおりを食って、「気分変調症」という名前に名称変更になったのである。

ここで気分変調症という言葉の意味は、「気分が変化している」というぐらいの意味しかない。

必ずしも抑うつが主体であることを示していないし、「変調」などというと、何か「変な人」というイメージを生みかねないので、私は個人的にはあまり好きな訳語ではない。しかし国際的な診断法に従えば、このような呼称が標準になっているのである。

少し統計的なデータについても触れておく。この気分変調症の診断がつく人は、全人口の三、四パーセント程度とされている。うつ病の場合、生涯で一度以上罹患《りかん》する人は一〇パーセントにも及ぶと言われているから、気分変調症はその半分より少ないということになる。

現象とすればうつ病の方が重症だが、気分変調症は長く続くという点で社会適応のレベルが低くならざるを得ず、それが三、四パーセントの有病率（人口の何パーセントがその病気にかかっているかという率）というのは、けっして社会的に無視できる数字ではない。気分変調症の問題も全力をあげて取り組むべき精神医学の課題であると言われる理由も、このあたりにある。

さて、加古さんの症状を２５７ページの表⑪の基準に当てはめてみると、ほぼ完全に気分変調症に該当することがわかる。

「心の風邪」をこじらせないために

さて、うつ病、気分変調症といった医学的な診断が下されたとなれば、直ちにその医学的な治療が開始されるべきである。2章と3章で述べてきたような治療方法は**精神療法**と言い、いわば心理学的なアプローチだったが、これから述べるのは**薬を中心とした医学的方法**である。うつ病の治療には、この両方が同じくらいの重みで重要なのである。

まずは、2章の近藤さんのうつ病のケースだ。

大原則は二つある。**抗うつ薬と呼ばれる薬**と**休養**である。この二つを組み合わせると治療率はかなり上がる。どちらが欠けても治療としては不十分となる。特に休養だけして抗うつ薬を服用しないと、改善は非常に難しいし、改善できるとしても非常に長い時間がかかることになる。

　また抗うつ薬を飲んで休養もせずにがんばると、こじれてしまい経過がずるずる長引いたり、抗うつ薬の効果が打ち消されたりすることがある。もちろん最悪なのは、抗うつ薬も飲まず、休養も取らない場合で、これは明確に悪化し危険な状態になりかねない。

抗うつ薬について知っておきたいこと

　ともかく、抗うつ薬を飲んでしっかり休養する。これがうつ病治療の基本中の基本と言える。

　抗うつ薬は二〇二三年現在で、わが国では二十一種類が用いられている。この数は世界の国の中でもわりと多い方である。しかし処方されている量となると、欧米諸国に比べてかなり少ない。これは日本で抗うつ薬の良さがあまり理解されていないためなのか、あるいは逆に欧米諸国が抗うつ薬を気楽に使いすぎるためなのか、意見が分かれるところかもしれない。ただ、わが国では抗うつ薬についての啓蒙がまだまだ不

表⑫　**抗うつ薬の長所と欠点**

長所		短所
約70％の人によく効く	⟷	約30％の人には効果不十分
いろいろな種類の薬があり、ある薬が無効でもさまざまなものを試せる	⟷	どの薬が一番有効なのかがあらかじめわからない
穏やかにゆっくりと効く	⟷	即効性がない
毒性がほとんどなく、総じて安全な薬と言える	⟷	不快な副作用が少しある
依存性がなく、中毒になりにくい	⟷	快感が出ず、説得力がない

足していることは確かだ。

表⑫に、現在存在する**抗うつ薬のすべてに共通した長所と欠点**をまとめてみた。これを見れば、抗うつ薬というものの概要が何となくつかめるだろう。この表を少し解説してみる。

①有効率

まず、**有効率**のことである。

つまり、抗うつ薬はうつ病の何パーセントに効果を発揮するかだが、これはいろいろなデータを総合すると、約七割といったところだ。

たくさんある抗うつ薬のうちで、並外れて有効率が高いという薬は、今のところ見出されておらず、どの薬もだいたい同じような数字が出ている。

七割の有効率というのは、薬としてはけっして悪くない。風邪薬や胃薬など一般的な薬から抗生物質、抗癌剤などを含めてすべての薬剤を見渡してみても、これはまず**「よく効く薬」**と言ってよい。

ただ逆に言えば、三割弱の人にはあまり効かないということになる。この場合はどうするか。化学作用の異なる他の抗うつ薬に変更することにより、さらに五割くらいの患者が改善する。

こうやっていろいろな薬に変更していくうちに、最終的にはほとんどの患者が改善することになる（ただ数パーセントはどの薬にも反応しないケースもあって、これは入院などによりいろいろと治療を工夫する必要がある）。

②種類が多数

以上のことは、表の二番目にあげた長所、**いろいろな種類のものが用意されている**ので、それらを工夫することにより改善率が上げられる、ということにつながる。

しかし、最初からどの人にどの薬が一番有効なのかが予測できれば、その薬を処方すればよいわけで、工夫も何も必要ない。現実にそれができないのが、二番目にあげた欠点である。つまり、治療は出たとこ勝負、というか出してみないとわからないのだ。

もちろん、この場合にも臨床医の経験というものがあり、「この人にはこの薬が有効ではないかな……」という勘が働くし、それはある程度有効なのだが、実証してくれる科学的データにやや乏しいのである。

③穏やかな効き目

第三の長所は「服用すればすぐにガラッと様子が変わる」などということがなく、**三、四週間かけて穏やかに改善**してくることである。だいたい、人の気分が素早く変化したら非常に不自然で、周りの人も戸惑ってしまうだろう。

そもそも気分は考え方、意欲や感情の総和として出現するものであって、ゆっくりと変化するのが人間的である。その点で、抗うつ薬は自然なペースが取れる薬ということができる。

ただ、これは欠点ともつながる。うつ病は非常に苦しい病気であり、最悪自殺という結果にもつながり得る。それなのに三、四週間も待てない。もう少し早く、できれば一週間以内に効果が出てほしい。そのような思いは臨床現場では痛切に感じる。

④高い安全性

第四の長所は、概して**安全性の高い薬**ということである。263ページの表⑫で「毒性」と書いたのは、「肝臓、腎臓や心臓などの臓器をひどく傷めたり、発癌性があるなどの命にかかわるような副作用」のことである。抗うつ薬の場合、ほぼそのような危険性はない。このことから、まずは安心して服用できる薬と言ってよいが、まったく副作用がないかというと、そうではない。不整脈などには一応の注意が必要だし、便秘、口の渇《かわ》き、胃部不快感や吐き気、眠気などの不快な副作用が案外多い。こうなるといくら危険性は少ないと言われても、人によっては服用が嫌になってしまうことがある。問題があれば主治医との相談が必要となる。

⑤低い依存性、中毒性

最後の特徴は、抗うつ薬を服用しても気持ちがたちまち明るくなる、などということがない点である。ふつうの人が飲んでも、気分そのものは変わった感じがまったくしないかもしれない。

しかし、うつ病者が三、四週間服用を続けると、**症状はいつのまにか良くなっていく**。うつ病の症状、つまり気分のゆううつ、気力低下、後ろ向きの考え、いらいら、不眠、食欲低下、身体の不調など、どれもが平均して良くなっていく。このことから抗うつ薬は「気分を変える薬」ではないが、「うつ病という病気をゆっくりと良くする薬」と言うことができるだろう。

この点も、抗うつ薬の長所ともなり欠点ともなる。気分がパッと良くなるような薬だと、その薬の味が忘れられなくなって、薬物中毒になってしまうおそれがある。抗うつ薬は飲んですぐに快感が出ないので、そのような心配がまったくない。これは抗不安薬や睡眠薬とは違った長所である。

しかし、逆に言えば患者にとっては気分が一向に良くならないのに、なぜ薬を飲まねばならないのか、という疑問が出てくることになる。

以上を患者に真正面から説明すれば、

「安全な薬なんですけど、すぐには気分が良くなることはありません。少し副作用も出ることがありますし、効果は飲んでみないとわかりません」

ということになり、薬を飲むことについての説得力に欠けてしまう。このあたりが抗うつ薬の人気がもう一つ高まらない理由だろう。

さらに前にも述べたように、うつ病者は基本的に「もうどうしようもない状態に陥っているので、他人に今の状態が治せるわけがない」という意識が強く、治療に必ずしも積極的でないことも、抗うつ薬による治療をさらに難しくしている。

実際のところ、抗うつ薬の有効性は多くの統計でも証明されている。服用した人の方が圧倒的にうつ病の治癒率が高く、治りにくい人ではきちんと抗うつ薬を服用していない割合が高いと指摘されている。

つまり、抗うつ薬への信頼感はもっと増してもよいはずだし、私自身の診療経験からしても、抗うつ薬により劇的に改善がもたらされた多くの患者の顔を思い浮かべるたびに、その思いが強くなるのだ。抗うつ薬についての啓発が必要と言ったのはそれゆえである。

「何もせずに休む」ことで身体も回復していく

服薬と並ぶもう一つのポイント、休養についても少しだけつけ加えておく。しっかり休養することは実に大切なことである。人間には自己回復力が備わっている。それは休養により発揮される。

しかし、日本人は現在も「働き者の哲学」とでもいうべきものをもっていて、休養することにどこか罪悪感を感じるようである。ストレスで参っている人やうつ病の患者に「何もせず休みなさい」というアドバイスをすると、必ず「何もしなくてよいのか」という反論がくる。「せめて朝夕のジョギングくらいはすべきではないか」「趣味を新しく始めたらどうか」などという人が多い。

もちろん、これはケースバイケースであって、休むことによりすべての問題点が解決するというものではない。しかし、うつ病であって、しかもぐるぐる思考がこじれている場合には、休養を取るということは大きなポイントだ。

葛藤型ぐるぐる思考は、とにかく疲れるものだ。こじれすぎて自己回復力も限界を超えている。ここは休むことにより、その回復を待つ姿勢が有効なのである（うつ病に限らず、心の病気を防ぐうえで、休養は実に大切だ）。抗うつ薬の効果も、休養と組み合わせることによって倍増すると言っても過言ではない。

なお、どのくらいの期間休めばよいかは人によっても違う。二～三週間で良くなる場合もあれば、数カ月必要なこともある。一カ月単位で考えるのが目安といってよいだろう。

「気分」が上向けば「考え方」も前向きになる好循環

では、3章の加古さんの気分変調症の場合には、薬物治療は役立つだろうか。

一般的に言って、**「性格が大きく絡む病気ほど、薬の効き目は少ない」**と考えられている。そこには性格を治す薬などあるわけがないし、薬で人の性格が変わるというのも恐いことだという素朴な考えが基盤にある。

しかし最近、特に欧米では性格障害に対しても薬物の効果が指摘されるようになった。たとえば、対人恐怖症や境界性人格障害などといった、「心の病気」というより「性格面の問題」ととらえた方がよいようなケースがある。このような場合に対しても、ある種の治療薬が有効だという膨大なデータが米国を中心に発表されるようになっている。

気分変調症も、どちらかというと「うつに陥るような考えをする性格」によると考えられている部分が大きいので、かつては薬物療法が有効とは考えられていなかった。しかし、これも事情が変わってきた。欧米では抗うつ薬の有効性を示す論文がたくさん出てきたし、気分変調症だからといって抗うつ薬の使用を躊躇《ちゅうちょ》すべきでないという論調が最近多くなっている。

こういうことをふまえて、私は加古さんにも抗うつ薬を少量使用してみた。確かに感情面での安定、意欲のアップなど、情緒面への効果があったようである。うつ病に対する効果のように、「ぐんぐん良くなる」といった形ではなかったが、それでも心理学的な治療を着実にあと押しした。

そもそも**気分と考え方は、相互のやりとりで成立**している。気分が上向けば、考え方も前向きになる。そうすれば、また気分が上向くという良循環の構造がある（逆に言えば、治療しなければこれと正反対の悪循環になる）。そのような良循環にもっていくことが、うつ病や気分変調症の治療の好ましい方向なのである。

「心の成り立ち」と「病気」の関係について思うこと

この章の最後にもう一度、**ぐるぐる思考という「心の成り立ち」とうつ病という「病気」の関係**についての私の考えを述べてみる。

整理しておく必要があるのは、「葛藤型ぐるぐる思考がみられるので、うつ病」ということにはならないし、「うつ病だから葛藤型ぐるぐる思考が必ずある」ということにもならないことだ。過去こだわり型ぐるぐる思考と気分変調症についても同じことが言える。

しかし、それぞれが切っても切れない関係にあることは確かである。

うつ病について言えば、その病の本質は「エネルギーの消失」にある。エネルギーをなくす原因として、ぐるぐる思考のように消耗する考え方を指摘できるのだ。

私の試算ではうつ病者の七、八割にこのような考え方があり、しかもそれが中心的な役割を演じている。葛藤型ぐるぐる思考の背景にある「過剰な一般化」「マイナス化思考」「気分と事態の混同」といった考えの歪みも、うつ病に陥りやすい性格にありがちなものだ。

そして、それらから生じる「自分を責める傾向」「いつも自己不全感を感じる傾向」「気持ちの切り替えができない心的構造」も、うつ病者に多く見られる。

一方、過去にこだわるタイプは、気分変調症の半数くらいであり、残りの半数はうつ病に近いタイプなど、さまざまなタイプの混合ではないかと考えている。


これらから、葛藤型ぐるぐる思考は、うつ病との親和性が非常に高いものと言える。うつ病の神経科学的な研究は非常に進んできて、脳の中にあるセロトニンやノルアドレナリンといった物質の働きが円滑にいかなくなっているために、うつ病の症状が起こることが明らかになってきた。

これらの物質は、**感情や意欲などを支える作用**を担《にな》っているが、**物の考え方の形成にも大いに関係**があって、その働きが落ちるとぐるぐる思考のような非常に効率的でない考え方が発生することになるのだと考えられる。

ただ、他のノイローゼ、特に4章や5章で述べた身体表現性障害や強迫性障害などでも、ある種の脳内物質の働きが低下する結果、うつ病と同じような葛藤型ぐるぐる思考が生じることも稀ではない。

したがって、葛藤型ぐるぐる思考の脱出法としてこれまで述べたことは、うつ病以外の診断名にも通用するものと言えるだろう。さらに言えば、うつ病以外の病気であっても、ぐるぐる思考があれば、抗うつ薬などのうつ病治療薬がある程度効果を発揮するのではないかと私は考えている。

精神科の医療にはまだ抵抗をもつ人も多いが、症状を分析し適切な対応策を伝え、症状を改善するための薬を処方するという点では、内科や外科などと変わらない。こじれる前に専門家に診てもらうのは、けっして無益ではないはずだ。

心のストレッチ ⑩ 精神科について

読者の皆さんの状況は人それぞれ。ぐるぐる思考にはまっている人も、その深刻さはさまざまなはずだ。もしも精神科にかかるべきだと思いながら行けずにいるとしたら、その気持ちを整理しておこう。

① 精神科にかかろうか？　と初めて思ったのはいつ？

② その時抱えていた問題

③ 現在抱えている問題

④ 精神科に行かない理由

⑤ ④は78ページの表②のような歪んだ考えをしていないだろうか？

⑥ 現時点で考えている結論（行くか行かないか）

このページは、精神科にかかることを無理に勧めるものではない。どうすべきかを客観的に考えるためのヒントとして使っていただきたい。

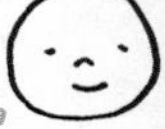

◇あとがき――「一本の補助線」で解決の糸口は見えてくる

ぐるぐる思考は周りから見ていると、じれったいものである。なぜあんなところを堂々巡りしているのだ。同じことで悩んだって仕方ないじゃないか。あの同じパターンにどうして気づかないのかな？　気づいているのなら、治せるはずだ。だって考えるのをやめればよいのだから。

しかし、これらは第三者の意見にすぎない。当人はもちろん、大まじめ、いや深刻このうえないのである。

軽いものなら、ぐるぐる思考は日常的にあちこちで見られる。いや、人間はぐるぐる考えながら、かろうじて前進しているようにすら思えるくらいだ。しかしこれが深刻になってくると、病的なレベルにもなるし、重大な社会的機能失調を引き起こす。

自殺にだってつながりかねない。しかも、私の外来でみる限り、同じようにぐるぐる思考で苦しんでいる人は非常に多いのだ。これは何とかしないといけない。

こんな思いから本書を書いた。よくわからない、**複雑な事態というのは、一本補助線を引くと、すっとまとまりがついて、解決の糸口が見えてくる**ことがある。

ぐるぐる思考という考え方は、その補助線のつもりだ。画期的な理論ではないかもしれないが、あちこちで言われていた心理学的、精神医学的理論をこの言葉で整理してみた。ある意味で、**新たな視点からの神経症論**ということもできる。

治療に関しては、私が日常の臨床で拠《よ》っている認知療法の考え方の影響が色濃いことにお気づきの方もおられるかもしれない。ここでは「認知療法」という言葉こそ使わなかったが、特に2章、3章のケースに対する技法は認知療法からヒントを得ているし、一部では認知療法の用語も使った。

認知療法とは、米国の精神科医アーロン・ベックにより作られた精神療法である。きちんとした研究でその有効性が科学的に証明されている数少ない精神療法で、世界的に盛んになりつつあり、わが国でも二〇〇一年に認知療法を研究する学会もできている。この治療法についての一般啓蒙書は数多く出版されているので、さらにくわしくお知りになりたい方は参考にされるとよいかと思う。

ただ、治療として用いたのは認知療法だけではない。4章では対人関係療法の考え方も導入した。5章では行動療法を用いた。また6章においては、薬物療法の重要さも強調した。あの手この手を繰り出した感じであるが、これは、研究者というより純粋な臨床家である私の日常臨床のやり方がそうであるからだ。

ともかく本書により、ぐるぐる思考に陥って悩んでいる人たちの「ぐるぐる」が解ければ本当に幸いであり、それこそが本書の目指すところである。

野村総一郎

本書は、文春ネスコより刊行された『ぐるぐる思考よ、さようなら』を、文庫収録にあたり再編集のうえ、改題したものです。

「ぐるぐる考《かんが》えすぎ」から抜《ぬ》け出《だ》す
心《こころ》のストレッチ法《ほう》

著者　野村総一郎（のむら・そういちろう）
発行者　押鐘太陽
発行所　株式会社三笠書房
〒102-0072 東京都千代田区飯田橋3-3-1
電話　03-5226-5734（営業部）03-5226-5731（編集部）
https://www.mikasashobo.co.jp
印刷　誠宏印刷
製本　ナショナル製本

ISBN978-4-8379-3054-9 C0130

王様文庫